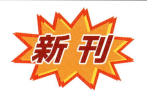

救急・集中治療
Vol 30 No 2 2018

ER, ICUのための
循環器疾患の見方, 考え方
－エキスパートの診断テクニック－

特集編集　佐藤　直樹

JN204219

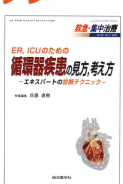

B5判／本文 152 頁
定価（本体 5,600 円＋税）
ISBN978-4-88378-555-1

目　次

- I. 胸痛・背部痛
  - ●総　論
    - ・疼痛の鑑別
  - ●各　論
    - ・急性冠症候群
    - ・急性大動脈解離・大動脈瘤
    - ・急性心膜炎
    - ・急性下肢虚血
- II. 呼吸困難・動悸
  - ●総　論
    - ・呼吸困難・動悸
  - ●各　論
    - ・急性心原性肺水腫
    - ・急性肺血栓塞栓症
    - ・心房細動
    - ・心室性不整脈
- III. 発　熱（感染症）
  - ●総　論
    - ・発熱（感染症）
  - ●各　論
    - ・急性心筋炎
    - ・感染性心内膜炎
- IV. 浮　腫
  - ●総　論
    - ・浮　腫
  - ●各　論
    - ・急性心不全による体液貯留
    - ・急性右心不全（慢性の急性増悪も含む）
    - ・収縮性心膜炎（慢性の急性増悪も含む）
    - ・血栓性静脈炎
- V. ショック・意識障害
  - ●総　論
    - ・ショック・意識障害
  - ●各　論
    - ・心原性ショック
    - ・心タンポナーデ
    - ・心室頻拍・細動（Brugada 症候群等を含む）

総合医学社　〒101-0061　東京都千代田区神田三崎町 1-1-4
TEL 03(3219)2920　FAX 03(3219)0410　http://www.sogo-igaku.co.jp

エキスパートに学ぶ
ショック管理のすべて

特集編集　垣花泰之

● Introduction

ショックの歴史的概観― ………………………………………… 垣花泰之　317

ベーシック編

● Q & A

Ⅰ. 知っておきたいショックの病態生理と臓器障害

　1. 血管内皮と微小循環障害 ………………………………………… 松田直之　323

　2. 組織低酸素・組織酸素代謝障害 ………………………………… 鍬方安行　333

　3. 血管透過性と内皮グリコカリックス ……………… 時永泰行，数馬　聡，山蔭道明　343

Ⅱ. ショックの定義，病態と分類 …………………………………… 小山寛介　349

アドバンス編―重症患者のショック管理をワンランクアップさせるために―

Ⅰ. 各種ショックの病態生理と臓器障害

　1. 循環血液量減少性ショック

　　a）出血性（外傷性）ショックの診断と治療 ……………… 比良英司，渡部広明　359

　　b）非出血性循環血液量減少性ショック ……… 北原　理，阿部麻記子，井上茂亮　368

救急・集中治療

Vol 30 No 3 2018

2. 心原性ショック ……………………………………………… 笠岡俊志 375

3. 心外閉塞性ショック …………………………………………… 吉原秀明 381

4. 血液分布異常性ショック

 a）敗血症性ショック ………………………………… 佐藤哲哉，久志本成樹 387

 b）アナフィラキシーショック ………………………………… 黒澤　伸 397

 c）神経原性ショック ……………………………………… 一二三亨，切詰和孝 406

Ⅱ．ショック・臓器障害治療の実際

1. ショックに伴う ARDS と呼吸管理 ……………………… 京　道人，志馬伸朗 410

2. ショックに伴う AKI と血液浄化療法 …………………………………… 土井研人 420

3. ショックに伴う DIC と治療戦略 ……………………………… 八島　望，伊藤隆史 425

4. ショックにおける薬物治療

 a）心原性ショックの薬物療法 ………………………………… 佐藤直樹 432

 b）敗血症性ショックの薬物療法 ……………………………… 松嶋麻子 438

5. ショックにおける栄養管理 ……………………………… 矢田部智昭，長野　修 445

トピックス編 ―その常識は正しいか?―

1. ショックとβレセプター ―β$_3$ 受容体と敗血症についての考察― ………………… 岡田　基 451

2. ショックと水素ガス吸入療法 ……………………………………………… 鈴木　昌 459

注意 本書記載の薬剤の処方に際しましては，必ず添付文書などをご参照のうえ，読者ご自身で十分な注意を払われますようお願い致します.

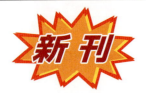

救急・集中治療 Vol 30 No 1 2018

エキスパートに学ぶ
栄養管理のすべて

特集編集　小谷　穣治

B5判／本文176頁
定価(本体 5,600円＋税)
ISBN978-4-88378-554-4

目次

- ●Introduction
  ・重症患者での栄養療法総論
- ●Guidelines Now ―海外と日本のガイドラインの現況―
  ・重症患者における栄養療法に関する国内外のガイドライン

ベーシック編
- ●Case study　典型症例と診療のポイント
  ・Case 1：敗血症症例
  ・Case 2：外傷症例
- ●Q & A
  ・重症患者の栄養障害リスク評価法
  ・経腸栄養耐性の評価方法と腸管蠕動改善薬の意義と効果
  ・脂質：n-3PUFAsとMCTの理論とエビデンス
  ・Arginineを強化した栄養剤の理論とエビデンス
  ・重症患者におけるGlutamine投与の理論とエビデンス
  ・重症患者への蛋白質の投与量とそのモニタリング
  ・蛋白源としてのペプチドの意義
- ・Prebiotics, probiotics, synbioticsの種類，意義
- ・抗潰瘍薬
- ・東洋医学的アプローチ

アドバンス編
―重症患者の栄養管理をワンランクアップさせるために―
- ・呼吸不全
- ・急性腎障害
- ・肝不全
- ・急性膵炎
- ・中枢神経障害
- ・高度肥満

トピックス編―その常識は正しいか？―
- ・静脈栄養 (parenteral nutrition)
  ―その常識は正しいか？―
- ・重症患者における経腸・静脈栄養の看護的な問題と対策
  ―その常識は正しいか？―

総合医学社　〒101-0061　東京都千代田区神田三崎町1-1-4
TEL 03(3219)2920　FAX 03(3219)0410　http://www.sogo-igaku.co.jp

エキスパートに学ぶ ショック管理のすべて

　ショックでは，酸素とエネルギー基質の需給バランスが崩れ，細胞機能障害が生じるため，症例の転機を改善するためには如何に早く介入しショックから離脱させるかが最重要課題となります．その為には，その病態を十分に理解するとともに的確な診断と治療を行うことが要求されます．

　出血性ショックの概念は，戦争の歴史とともに大きく変化し，1900 年代初頭の traumatic toxemia 説から 1940 年代の輸液・輸血療法への転換，アフガン・イラク戦争を経て，21 世紀の低血圧蘇生へと変遷しています．また，1990 年代には全身性炎症反応症候群(Systemic Inflammatory Response Syndrome：SIRS）の概念が誕生し，ショックから多臓器不全への流れが分子生物学的アプローチにより驚くほど詳細に解明されてきました．また，ショックの診断と治療に EBM が導入され，世界的なショック診療指針が示されるようになってきました．つまり，我々は常に最新の情報をもとに個々のショック症例に応じた適切な診断治療が求められています．しかし，ショックの病態は多種多様かつ複雑であるため，4 つのショック「循環血液量減少性ショック」「心原性ショック」「心外閉塞性ショック」「血液分布異常性ショック」の病態を十分理解したとしても，臨床現場において診断治療に戸惑うケースも多くみられます．このような複雑なショックに対して，エキスパートの医師達がどのように考え，どのようなポイントを抑えながらどのようにアプローチしているのでしょうか，そのことを実際の症例を通して学んでもらうため，今回の特集「エキスパートに学ぶ ショック管理のすべて」を企画いたしました．【ベーシック編】では，最も重要なショックの病態生理とショックの定義を提示し，【アドバンス編】では，4 つのショックと重症臓器障害の治療戦略を示し，【トピックス編】では，新たなショック治療の可能性を秘めた「β_3 レセプター」と「水素ガス吸入療法」を取り上げて解説して頂きました．

　本特集が一人でも多くの救急・集中治療に携わる医師そして研修医の皆さんのショックに対する知識の整理と，診療の一助になれば幸いです．

　　　　特集編集　**垣花 泰之** 鹿児島大学大学院医歯学総合研究科 救急・集中治療医学分野

好評発売中

救急・集中治療
Vol 29 No 11・12 2017

エキスパートに学ぶ
輸液管理のすべて

特集編集　鈴木　武志

B5判／本文172頁
定価（本体 4,600 円＋税）
ISBN978-4-88378-553-7

目　次

- ●Introduction
  - ・輸液管理とは何か？
    ―輸液管理に必要な基礎知識―
- ●Guidelines Now—海外と日本のガイドラインの現況—
  - ・輸液管理に関する国内外のガイドライン

ビギナーズ編
- ●Case study
  - ・Case 1：下部消化管穿孔，急性腎障害（AKI）
  - ・Case 2：急性膵炎
- ●Q & A
  - ・輸液製剤の種類・特徴・選択・高カロリー輸液
  - ・酸塩基平衡異常，電解質異常
  - ・敗血症性ショック患者の輸液管理
  - ・重症急性膵炎患者の輸液管理
  - ・広範囲熱傷患者の輸液管理
  - ・多発外傷による出血性ショック患者の輸液管理
  - ・心原性ショック患者の輸液管理
- ・急性呼吸促迫症候群（ARDS）の輸液管理
- ・心臓外科術後患者の輸液管理
- ・肝移植術後における体液 balance に着目した術後管理

アドバンス編
―重症患者の輸液管理をワンランクアップさせるために―
- ・小児脱水患者の輸液管理
- ・心肺停止蘇生中および蘇生後の輸液管理
- ・重症患者の輸液管理にはどの製剤を用いるべきか？
- ・非制限的と制限的輸液管理はどちらが良いのか？目標指向型輸液管理とは何か？
- ・急性腎障害（AKI）患者の輸液管理
- ・重症患者に対する輸血療法のタイミング

トピックス編―その常識は正しいか？―
- ・経静脈栄養は悪である
  ―その常識は正しいか？―
- ・代用血漿製剤は悪である
  ―その常識は正しいか？―

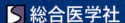

総合医学社　〒101-0061　東京都千代田区神田三崎町 1-1-4
TEL 03(3219)2920　FAX 03(3219)0410　http://www.sogo-igaku.co.jp

特集 エキスパートに学ぶショック管理のすべて

Introduction

ショックの歴史的概観

鹿児島大学大学院医歯学総合研究科 救急・集中治療医学分野 垣花泰之（かきはなやすゆき）

Key words ショックの概念，ショックの歴史的変遷，多臓器不全

point

▶ ショックの概念はさまざまな歴史的変遷を経てきた．

▶ ショックの研究は戦傷者の病態観察により大きく進歩してきた．

▶ ショックの治療戦略は実臨床の失敗経験をもとに変化してきた．

▶ ショックの概念は外傷から発展し，現在は生体炎症反応が注目されている．

▶ ショックの新たな病態解明には分子生物学的・遺伝子学的アプローチが必要である．

古代，18〜19 世紀のショックの概念

　ショックの概念は，歴史的にさまざまな変遷を経てきている．ローマ・ギリシャ時代においては戦いや事故による外傷が急性死の原因として注目され，ヒポクラテス（BC 460〜380 年）は，外傷創部の挙上や駆血帯による止血法を示し，ショックにおける重症度までも評価している．死が切迫した徴候として有名なヒポクラテス顔貌とは，やせ衰え，眼はくぼみ，頬はこけ，唇が弛緩した状態であり，進行したショックの徴候とも解釈される．これは患者観察の重要さを示しており，現在においても重要な所見である．時代は流れて，18 世紀から 19 世紀では，銃創によるショックが重症外傷患者にみられる病態として注目された．医学用語としての「ショック」は，1737 年，フランスの外科医 Le Dran が，銃創患者の表現に「choc」なる言葉を用い，それを内科医 Clarke が英訳するときに「ショック」という言葉を用いたことで医学文献に登場することとなった．しかし，Le Dran の表した「ショック」とは，銃弾による物理的な損傷そのものを意味しており，循環異常などの生理学的な病態を意味する用語として用いたのは，英国の外科医 Guthrie であり，1815 年の四肢の銃創に関する論文「Gunshot wounds of extremities」にその記載がみられる[1]．1899 年には，Crile により最初のショック研究書が刊行され，加温輸液に

よる中心静脈圧の上昇が記述されている[1].

20〜21世紀のショックの概念

ショックの研究は20世紀に入り急速に進歩したが、これには2度の世界大戦、朝鮮戦争、ベトナム戦争を通じてショックに関する広汎な研究が行われたからである。1900年代初頭、第一次世界大戦においてショックのチーム医療が誕生し、Cannonら[1]によって集積された負傷兵のデータからtraumatic shockがまとめられた。そして、ショックの病態には損傷された筋肉から毒素が産生され、これが血管緊張低下や血圧低下を起こすという「traumatic toxemia」なる考えが強調された。外傷による創傷の汚染、挫滅や阻血に陥った四肢からトキシンが遊離され、血管運動中枢の麻痺や、静脈血うっ滞を招き、その結果血圧低下が起こるという概念であり、この説に基づく治療として、第一次世界大戦での戦傷者に対して、瀉血（トキシンを除去）あるいは四肢外傷に対する切断術が広く行われた。1919年にKeithは、循環血液量減少が外傷後のショックの原因であることを色素希釈法を用いて科学的に証明し、その考えはBlalockの一連の実験研究により裏付けられた[1]。さらに、Blalock[2]はイヌのモデルで損傷組織への血液と血漿の移行が血圧低下を招くことや、出血性ショックでは循環血液量減少と心拍出量減少とがみられることを観察し、「traumatic toxemia説」を否定した。この考えに基づき、第二次世界大戦では戦傷者に輸血が盛んに行われるようになり、重症外傷患者の早期の死亡は著明に減少した。

ショックの研究は、その後も主に外科領域で脱血モデルを用いて盛んに続けられ、Wiggers[3]は、イヌの出血性ショックモデルを用いて、脱血145分後に還血して血液量を正常に戻しても心筋機能抑制のために血圧は回復しないことを報告した。いわゆる「不可逆性ショック」の概念である。その後、出血性ショックは、「有効循環量が大量かつ持続的に喪失する病態であり、結果的に末梢組織が低灌流状態になって毛細血管での交換機能の障害が起こること」、「十分な圧をもって臓器および組織を灌流できないほど心拍出量が低下している状態」と定義され[4]、さらに、Shiresら[5]により、ショックにおける細胞外液の非機能化、細胞膜のNa/Kポンプ機能障害によるナトリウムと水の細胞内への移行など、体液変動に関する知見が得られるようになった。朝鮮戦争では膠質液による輸液蘇生が積極的に行われ、初期生存率の改善をもたらしたが急性腎不全が多発した。この経験をもとに、ベトナム戦争では膠質液を晶質液に変更し、出血量の3〜4倍量の大量等張晶質液による初期輸液蘇生が行われ、急性腎不全の発生率は有意に減少したが、今度は肺水腫が増加し、特に南ベトナムのダナンの野戦病院で多発したためDa Nang lungともいわれた[6]。しかし、21世紀になり出血性ショックに対する治療戦略は、再び大きく変化することと

なった．これはアフガン紛争，イラク戦争を経て，出血性ショックに対する治療の概念が大きく変わったためである．戦争の経験およびいくつかの臨床研究の成果から，大量輸液に伴う血液希釈性凝固障害が転帰悪化に影響することが明らかとなり，最近では，血液製剤の早期からの投与と出血がコントロールされるまでの低血圧を容認する「低血圧蘇生」が推奨されるようになった[7]．つまり，現在の出血性ショック治療の要点は，「早期止血，低血圧の容認，血液製剤の早期投与」となっており，以前のような大量輸液療法はもはや推奨されていない[8]．

感染症と多臓器不全

1970年代までには，人工呼吸器の登場や蘇生法の開発といった治療医学の急速な進歩により，重症患者の生存日数は大幅に延びた．そこで問題になってきたのが，重症患者に続発する感染症や多臓器不全（multiple organ failure：MOF）である．MOFの概念は1973年にTilneyら[9]により始めて提唱され，Baue[10]により重症患者では急性腎不全や呼吸不全などの単独臓器の障害ではなく，複数の臓器の障害が相加的あるいは相乗的に作用する病態（multiple progressive or sequential systems failure）として紹介され，Eisemanら[11]の臨床検討によりMOFの呼称が与えられた．感染症による敗血症性ショックは，1951年，Waisbren[12]によって初めて報告され，血行動態を念頭にした治療が出血性ショックのように劇的に奏効しないことを報告している．1967年，MacLeanら[13]は，「hyperdynamic shock of sepsis」の病態を初めて報告し，1980年代には「細胞レベルでの基質の供給と需要の不適切なバランスに対して生体が反応できない状態」，あるいは，「正常な細胞活動を維持するのに組織や臓器の血流が不完全なときに発生する病態で，通常は動脈圧の低下を伴う」という定義に変遷し，ショックの分類も，病因的分類から循環動態を重視した分類に変遷してきた[14]．

SIRSの概念と新たなアプローチ

1990年代には全身性炎症反応症候群（systemic inflammatory response syndrome：SIRS）の概念が誕生した．SIRSとは，感染症だけでなく，各種の侵襲（外傷，熱傷，膵炎，他）によってもひき起こされる非特異的な自然免疫炎症反応による症候であり，全身的には「発熱，頻脈，頻呼吸，白血球増多」などの徴候が認められる．このSIRSの概念は，従来の敗血症の概念を整理するなかで提唱されたものである．当時の敗血症の概念は，血中に存在する病原微生物や毒素により直接ひき起こされたショックや多臓器不全の病態そのものと考えられていたが，そのような病態を示す典型的な症例においてさえも血液培養からは細菌は検出されず，血中エン

ドトキシン値も高値を示さない例が数多く存在することが指摘されていた．そこで Bone ら[15] は，敗血症の病態概念を，生体に侵入した病原微生物や毒素そのものではなく，感染に対する生体の過剰な炎症反応によって形成される症候としてとらえ，1989 年に「Sepsis syndrome」という概念を提唱した．これをもとに 1991 年に開催された American College of Chest Physicians と Society of Critical Care Medicine の 2 学会合同の合意委員会（ACCP/SCCM Consensus Conference）によって SIRS の診断基準が示され，「敗血症とは，感染に起因する SIRS である」と定義された[16]．その後の分子生物学の急速な進歩に伴い，ショックの病態解明が分子生物学的視点から進められるようになった．1997 年の Medzhitov ら[17] によるショウジョウバエ成体で自然免疫応答を誘導する Toll の発見から始まった病原体センサーの研究により，パターン認識受容体（pattern recognition receptor：PRR）である Toll 様受容体（Toll-like receptor：TLR）が細菌やウイルス由来の物質を認識する受容体であることが次々と見いだされ，例えば，リポ多糖（LPS）や鞭毛の構成成分であるフラジェリンなどの外来微生物に付随する特徴的な分子パターン（pathogen associated molecular patterns：PAMPs）[18] を Toll 様受容体の一種である TLR 4 や TLR 5 などが認識することにより，細胞内にシグナルを伝達し，nuclear factor-κB（NF-κB）などの転写因子を活性化させ，各種血管拡張物質，ケモカイン，炎症性サイトカイン，接着分子，凝固活性化物質などが，転写段階から過剰に産生されることが示された．感染症に伴うこのような複雑な循環動態の変化は，PAMPs[18] を認識した生体防御反応であるが，ショックが遷延すると，組織酸素代謝障害や虚血再灌流から放出された核内物質の内因性ダメージ関連分子パターン（damage associated molecular patterns：DAMPs）[19] が PRR を介して，同様なメディエータを産生し，さらなる過剰な生体反応が SIRS や微小循環障害，そして MOF を惹起する．つまり，それぞれの病態が重症化していく過程には，サイトカインストームで代表される種々のメディエータを介する宿主の過剰な生体反応や遺伝子多型[20] などが関与しており，分子生物学的研究や遺伝子学的アプローチなどさまざまな角度からの病態解明が必要となる．これらの現状を鑑みると，ショックの概念は古典的生理学にとどまらない広い視野と最先端の技術を駆使したさまざまな研究により，これまでの循環を中心としたショックの概念に加えて，細胞・遺伝子レベルの解釈も考慮した新たなショックの概念が提唱される時代を迎えようとしているのかもしれない．

[文　献]

1 ） Anderson RW, Vaslef SN：Shock：Causes and Management of Circulatory Collapse. In：Sabiston DC Jr, Lyerly HK. "Textbook of Surgery：The Biological Basis of Modern Surgical Practice, 15th ed." WB Saunders, Philadelphia, pp68-91, 1997

2 ） Blalock A：Experimental shock：cause of low blood pressure produced by muscle injury. Arch Surg 20：959-996, 1930

3 ） Wiggers CJ：Myocardial depression in shock；a survey of cardiodynamic studies. Am Heart J 33：633-650, 1947

4 ） Cournand A, Riley RL, Bradley SE et al：Studies of the clinical circulation in clinical shock. Surgery 13：964-995, 1943

5 ） Shires GT, Cunningham JN, Backer CR et al：Alterations in cellular membrane function during hemorrhagic shock in primates. Ann Surg 176：288-295, 1972

6 ） Fishman AP：Shock lung：a distinctive nonentity. Circulation 47：921-923, 1973

7 ） Gruen RL, Brohi K, Schreiber M et al：Haemorrhage control in severely injured patients. Lancet 380：1099-1108, 2012

8 ） Cannon JW：Hemorrhagic Shock. N Engl J Med 378：370-379, 2018

9 ） Tilney NL, Bailey GL, Morgan AP：Sequential system failure after rupture of abdominal aortic aneurysms：an unsolved problem in postoperative care. Ann Surg 178：117-122, 1973

10） Baue AE：Multiple, progressive, or sequential systems failure. A syndrome of the 1970s. Arch Surg 110：779-781, 1975

11） Eiseman B, Beart R, Norton L：Multiple organ failure. Surg Gynecol Obstet 144：323-326, 1977

12） Waisbren BA：Bacteremia due to gram-negative bacilli other than the Salmonella；a clinical and therapeutic study. AMA Arch Intern Med 88：467-488, 1951

13） MacLean LD, Mulligan WG, McLean AP et al：Patterns of septic shock in man--a detailed study of 56 patients. Ann Surg 166：543-562, 1967

14） Hollenberg SM, Parrillo JE：Pharmacologic circulatory support. In：Shires GT, Barie PL eds. "Surgical Critical Care." Little Brown, New York, pp417-451, 1993

15） Bone RC, Fisher CJ Jr, Clemmer TP et al：Sepsis syndrome：a valid clinical entity. Methylprednisolone Severe Sepsis Study Group. Crit Care Med 17：389-393, 1989

16） ACCP/SCCM Consensus Conference Committee：Definitions for sepsis and organ failure and guidelines for the use of innovative therapies in sepsis. Chest 101：1644-1655, 1992

17） Medzhitov R, Preston-Hurlburt P, Janeway CA Jr：A human homologue of the Drosophila Toll protein signals activation of adaptive immunity. Nature 388：394-397, 1997

18） Akira S, Uematsu S, Takeuchi O：Pathogen recognition and innate immunity. Cell 124：783-801, 2006

19） Bianchi ME：DAMPs, PAMPs and alarmins：all we need to know about danger. J Leukoc Biol 81：1-5, 2007

20） Mira JP, Cariou A, Grall F et al：Association of TNF2, a TNF-alpha promoter polymorphism, with septic shock susceptibility and mortality：a multicenter study. JAMA 282：561-568, 1999

好評発売中

救急・集中治療
Vol 29 No 7・8 2017

抗菌薬
― その常識は正しいか？ ―

特集編集　志馬　伸朗

B5判／本文200頁
定価（本体5,600円＋税）
ISBN978-4-88378-551-3

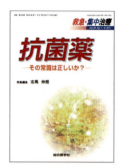

目　次

I．抗菌薬の選択 ―その常識は正しいか？―
- 深部膿瘍，壊死性筋膜炎に対してクリンダマイシンを投与すべきか？
- ブドウ球菌の感染性心内膜炎にアミノグリコシドを併用すべきか？
- アンピシリンに感受性のある黄色ブドウ球菌感染症に対する標的治療はアンピシリンか？　セファゾリンか？
- レジオネラ肺炎に対する抗菌薬はキノロンか，マクロライドか，併用か？
- 重症市中肺炎にマクロライドは併用すべきか？
- *Enterobacter*に対して第3世代セファロスポリン系抗菌薬は使えないか？　*Acinetobacter*に対する抗菌薬は何を選択するか？
- ESBL産生腸内細菌科に対して，タゾバクタム/ピペラシリンやセフメタゾール，フロモキセフは使えないか？
- 汎発性腹膜炎や尿路感染症の経験的治療で腸球菌は必ずカバーすべきか？
- 汎発性腹膜炎の経験的治療で緑膿菌やESBL産生菌はカバーすべきか？
- 黄色ブドウ球菌（MSSA，MRSA）による敗血症性中枢神経系播種に対する抗菌薬選択は？
- 重症感染症への経験的治療はカルバペネムでよいのか？　重症急性膵炎に対してカルバペネムの予防投与は必要か？
- 緑膿菌感染症に対する標的治療は何がよいのか？
- ICUでアミノグリコシドを使用する機会はあるのか？　緑膿菌あるいは敗血症性ショックではどうなのか？　もしも使用する場合，トラフ値とピーク値両方の測定は必要か？
- 培養陰性の敗血症性ショックに対して，経験的治療の継続あるいは中止判断はどうすればよいか？
- 誤嚥性肺炎にはスルバクタム/アンピシリンでよいのか？
- スルバクタム・アンピシリンの適正使用とは？　アンピシリンとの使い分けは？
- 開胸管理中あるいはECMO中の予防的抗菌薬投与は必要か？
- 脳炎疑いには経験的にアシクロビルを使うべきか？
- MRSA鼻腔保菌は本当にMRSA感染症のリスクファクターなのか？

II．使用法・評価など ―その常識は正しいか？―
- βラクタム系抗菌薬やバンコマイシンの持続投与は有効なのか？
- 1週間以上抗菌薬治療が必要な感染症には何があるか？
- 菌血症に対する抗菌薬投与期間は一律2週間必要か？
- バンコマイシンのトラフ値は15～20μg/mLを維持すべきか？　ローディングは必要か？
- de-escalationって本当にできるのか？　できる条件があるとすれば何か？
- "念のため"抗菌薬を使いたがる医師に対して，どう指導したらよいか？
- 熱やWBCやCRPが下がりきらないから抗菌薬がやめられないという医師に対して，どのように対処すればよいか？
- メロペネムが"強力"で，これを使っておけば"安心"だという医師にどのように介入するべきか？
- β-D-グルカンが高いから抗真菌薬を投与したいという医師に対して，どのように対処すればよいか？
- 術中3時間ごとに抗菌薬を追加投与すべきか？　10時間を超える長時間手術ならどうするか？

III．検査・副作用など ―その常識は正しいか？―
- CRP, PCT, プレセプシンを同時に測定する意義はあるか？
- 抗菌薬と中枢神経副作用との関連は？
- 血液培養採取における落とし穴は？

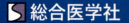 総合医学社　〒101-0061　東京都千代田区神田三崎町1-1-4
TEL 03(3219)2920　FAX 03(3219)0410　http://www.sogo-igaku.co.jp

特集 エキスパートに学ぶショック管理のすべて

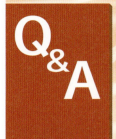

ベーシック編

Ⅰ．知っておきたいショックの病態生理と臓器障害

1. 血管内皮と微小循環障害

名古屋大学大学院医学系研究科 救急・集中治療医学分野　松田直之

Key words ショック，血管内皮，微小循環，EDRF，EDHF

point

- ショックでは，血管内皮細胞障害と微小循環障害が生じる．
- 微小循環障害は，毛細血管レベル，毛細血管レベルの前後の血管系で評価する．このすべてにおいて血管内皮細胞の機能と障害が影響を与える．
- ずり応力による微小循環維持のための動脈拡張は，①内皮由来拡張分子（endothelial derived releasing factor：EDRF），②内皮由来過分極因子（endothelial derived hyperpolarization factor：EDHF），③プロスタサイクリン（PGI_2）の3つ経路が関与する．
- 血管平滑筋の弛緩作用は，①cGMP活性，②cAMP活性，③K^+チャネル活性，④Ca^{2+}チャネル活性で制御される．
- ショックでは，hypoxia response element（HRE）などのデオキシリボ核酸（deoxyribonucleic acid：DNA）の転写領域の活性化により，一酸化窒素などの血管拡張分子や血管透過性亢進分子が産生される．
- 血管内皮細胞障害や微小循環障害では，血管内皮細胞の膨隆や，基底膜から遊離した遊離型血管内皮細胞（circulating endothelial cells：CEC）が観察される．
- ショックの原因を速やかに同定し，ショックからの離脱を最短とすることで，血管内皮細胞障害と微小循環障害の遷延を回避する．

Q 血管内皮と微小循環の関係について教えてください

A 血管内皮は，血流の**ずり応力**[*1] に応じて一酸化窒素（nitric oxide：NO）を放出し，血管平滑筋を弛緩させることで動脈領域を拡張させます[1]．微小循環は，毛細血管レベル，また毛細血管レベルの前後の血管系で生じますが，このすべてにおいて血管内皮の機能や障害が強い影響を与えます．毛細血管領域や毛細血管後の細静脈領域では，この産生されたNOなどにより血液凝固が抑制され，血栓性閉塞が抑制されています．

[*1] 血液が流動する状態で，血液の粘性性は，垂直応力とずり応力（shear stress）を生む．ずり応力は，血液の粘度と血流速度に比例し，血管径に逆比例する．

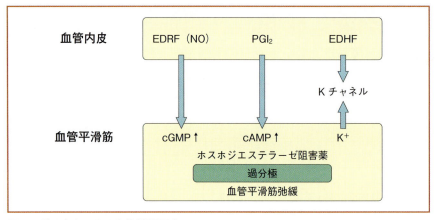

図1 ずり応力による血管拡張反応
血管内皮細胞では，血流によって生じたずり応力により，①EDRF（endothelial derived releasing factor：内皮由来拡張分子），②EDHF（endothelial derived hyperpolarization factor：内皮由来過分極因子），③プロスタサイクリン（PGI_2）の少なくとも3つの分子産生経路が活性化され，血管平滑筋が弛緩し，血管拡張反応がもたらされる．このように，血管前の precapillary vessel は，血流に依存して血管拡張能を保つ機構を備えている．このうち，cAMP は，ミトコンドリア機能による ATP 産生に影響を受ける．

一方で，このような NO 産生に加えて，微小循環をより厳密に論じる際には，血管内皮における少なくとも3つの分子産生系を説明できるとよいでしょう[1]．

血管内皮を介した血管平滑筋弛緩反応，すなわち血管拡張反応は，①内皮由来拡張分子（endothelial derived releasing factor：**EDRF**），②内皮由来過分極因子（endothelial derived hyperpolarization factor：**EDHF**），③**プロスタサイクリン**（PGI_2），の3つの分子産生経路が関与します（図1）[1〜4]．

大動脈や腸間膜動脈本幹などの大〜中血管系は主に，ずり応力依存性に血管内皮の産生する EDRF，すなわち endothelial NO synthase（**eNOS**）の活性化により産生された NO により，血管平滑筋の拡張がもたらされます．血管内皮で産生された NO は，拡散して血管平滑筋細胞内の可溶性グアニル酸シクラーゼ[*2]（soluble GC：sGC）と結合し，GTP から cyclic GMP（cGMP）の産生を高め，血管平滑筋を弛緩させます．従来，NO ドナーとしてニトログリセリン製剤やニトロプルシドは，血管平滑筋の cGMP 濃度を上昇させ，血管弛緩作用をもたらす薬剤として説明されてきました（図2）．これは，血管平滑筋のアドレナリン作動性 $α_1$ 受容体やエンドセリンA受容体などを介した血管収縮作用に拮抗しています．

血管平滑筋細胞の細胞内 **cGMP** 濃度上昇が，どのようにして血管平滑筋弛緩をもたらすかは現在も完全には解明されていませんが，①Cav1.2（voltage-gated Ca^{2+} チャネル α サブユニット）の抑制による細胞内への Ca^{2+} 流入の抑制，②ミオシン軽鎖ホスファターゼの活性化によるミオシン軽鎖の脱リン酸化，③Ca^{2+}-ATPase の活性化による細胞内 Ca^{2+} 濃度減

[*2] グアニル酸シクラーゼ（GC）は，グアノシン三リン酸（GTP）を 3′,5′-環状 GMP（cGMP）とピロリン酸への変換を触媒する酵素である．この可溶性タイプの sGC は，一酸化窒素（NO）の受容体の1つである．

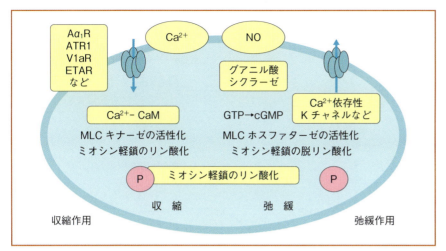

図2 血管平滑筋の一酸化窒素とcGMPを介した弛緩反応
アドレナリン作動性α₁受容体（Aα₁R），アンジオテンシン受容体1（ATR1），バソプレシン1a受容体（V1aR），エンドセリンA受容体（ETAR）は，血管平滑筋に発現し，血管平滑筋細胞内へCa^{2+}を取り込む細胞内情報伝達を持つ．取り込まれたCa^{2+}は，カルモジュリンと結合し，ミオシン軽鎖キナーゼ（MLCキナーゼ）を活性化し，ミオシン軽鎖をリン酸化し，アクチンとミオシンのスライディングを誘導し，血管平滑筋を収縮させる．血管内皮で産生された一酸化窒素（NO）やNOドナーなどの併用により外来投与されたNOは，可溶性グアニル酸シクラーゼ（sGC）を受容体とし，sGCを活性化させ，cGMPの産生を高める．血管平滑筋内で産生されたcGMPは，MLCホスファターゼを活性化させるなどの幾つかの作用を持つ．cGMPによりMLCホスファターゼが活性化することで，ミオシン軽鎖は脱リン酸化され，アクチンとミオシンのスライディングが回避され，血管平滑筋が弛緩する．血管平滑筋におけるcGMPの活性化は，弛緩反応として働く．

少，④血管平滑筋の細胞分裂抑制などの作用が知られています．cGMPの標的分子として，プロテインキナーゼG（PKG）とcyclic nucleotide gated channels（CNGC）との関連としても検討されています．

一方，微小循環系の細動脈領域では，ずり応力依存的にEDHFによる平滑筋の過分極作用が高まります．現在，EDHFの本体は，エポキシエイコサトリエン酸（EETs），カリウム，gap junction，過酸化水素などが挙げられており，結果としてK_{ATP}チャネルやCa^{2+}活性型K^+チャネル（BK，IK，SK）などを介して血管平滑筋のK^+チャネルを開口し，血管平滑筋を過分極させ，血管平滑筋を弛緩させます．

また，血管内皮で産生されたPGI₂は，血管平滑筋細胞のIP受容体と結合し，Gs蛋白とアデニール酸シクラーゼを活性化し，血管平滑筋細胞内でATPからcAMP[*3]を産生し，血管平滑筋におけるプロテインキナーゼA（PKA）を活性化します（図3）．PKAは，血管平滑筋細胞でも心筋細胞と同様に，L型Ca^{2+}チャネルを活性化させ，細胞内にCa^{2+}を流入させ血管平滑筋を収縮させる方向に作用します．しかし，血管平滑筋では，活性化されたPKAがL型Ca^{2+}チャネルを活性化させるだけではなく，ミオシンL鎖キナーゼ（MLCK）をリン酸化し，ミオシンL鎖キナーゼの機能を抑制し，ミオシン・アクチンによるスライディング，つまり平滑筋収縮を

[*3] サイクリックAMP（cAMP）は，環状ヌクレオチドであり，多様な生理的応答を媒介する代表的な細胞内情報伝達物質の一つである．細胞質においてアデニル酸シクラーゼ（AC：adenylyl cyclase）の働きによりアデノシン三リン酸（ATP：adenosine triphosphate）から合成される．一方，ホスホジエステラーゼ（PDE：phosphodiesterase）の働きにより速やかに分解され，アデノシン5'-リン酸（5'-AMP）となる．

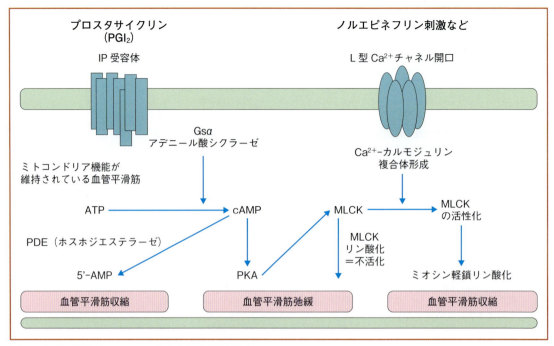

図3 血管平滑筋のcAMP産生を介した弛緩反応
血管内皮で産生されるプロスタサイクリン（PGI₂）は，血管平滑筋のPGI₂受容体と結合し，血管平滑筋のGsα蛋白の活性化を介してアデニール酸シクラーゼを活性化させ，ATPからcAMPの産生を高める．cAMPの標的分子の1つであるプロテインキナーゼA（PKA）は血管平滑筋のL型Ca²⁺チャネルの開口を促進させるが，ミオシン軽鎖キナーゼ（MLCK）をリン酸化させ，構造変化としてMLCKの機能を減弱させるため，結果としてMLCKを介したミオシン軽鎖のリン酸化が抑制され，血管平滑筋が弛緩する．ノルエピネフリンやアンジオテンシンは，その受容体シグナルを介して血管平滑筋のL型Ca²⁺チャネルの開口を促進させ，流入したCa²⁺がカルモジュリンと複合体を形成することによりMLCKを活性化させ，ミオシン軽鎖のリン酸化を介して血管平滑筋を収縮させる．ここに，PGI₂シグナルなどのcAMP産生は，拮抗するように作用する．血管平滑筋におけるcAMPの活性化は，cGMPと同様に弛緩反応として働く．

強く抑制し，結果的に血管平滑筋を弛緩させます（図3）．そして，PGI₂はこの機序に加えて血管平滑筋細胞を過分極させる作用を持つことが知られており，PGI₂はEDHFの1つであるとも考えられています．

このように，血流の維持されている臓器では，血管内皮における「ずり応力」に依存して血流が増えるような生理学的仕組みが整えられています．

Q ショックにおける微小循環の変化について教えてください

A ショックは，心血管系の異常により，組織に虚血が進行する病態です．虚血，すなわち，組織の必要とする酸素供給が満たされない状態では，血管内皮細胞，血管平滑筋細胞，そして組織を維持する細胞群に虚血応答システムが働きます．

まず，虚血により，ミトコンドリア[*4]におけるATPの産生が低下することは重要です．例えば，心筋細胞の虚血状態で心筋のミトコンドリアのATP産生が低下している状態において，心筋細胞はATPからのcAMP産

[*4] 細胞には，細胞差があり，100～2,000のミトコンドリアが含まれている．ショックでは，このミトコンドリアの機能を考慮することが必要である．ミトコンドリアは，有酸素時に，1分子のブドウ糖より32分子のATPを産生する．一方，虚血時にはミトコンドリアが酸素を利用できないため，細胞へ供給されるATP産生が低下する．

生力の低下により，自然に myocardial stun（心筋気絶）となります．同様に，血管平滑筋においても，cAMP 産生力の低下により血管平滑筋は収縮傾向を高めます．

虚血領域の毛細血管前細動脈では血管平滑筋における cAMP の産生が低下し，PKA を介した血管平滑筋弛緩作用は減弱し，血管平滑筋の cAMP 活性を介した拡張性が障害される傾向が認められます．このような状態において，虚血領域の血管内皮細胞は，hypoxia response element（HRE）（遺伝子配列：CAGGGCTACGTGCGCTGCGTGAGGGTGGCAGC など）[5~7] を活性化させ誘導型 NO 合成酵素（inducible NO synthase：iNOS）や tumor necrosis factor-α（TNF-α）などの炎症性サイトカインの産生を高め，血管平滑筋を弛緩させ，また血管透過性が亢進するようになります[6]．

このように，ショックにおける局所では通常のずり応力依存的な血管拡張ではなく，緊急時として転写段階で過剰に産生された血管内皮や血管平滑筋の炎症性分子や NO 産生により，局所の細動脈領域でも cGMP 活性が高まり，結果として血管拡張反応が高まります．拘束性ショック，心原性ショック，循環血液量減少性ショックなどのショックの病態にかかわらず，すべてのショックにおいて 1 時間レベルでこれらの転写は活性化し，ショックは血液分布異常性ショックを併発することに注意が必要となります．分子レベルでは少なくともショック出現の 1 時間以内の適正な時期に，初期蘇生として適切な輸液や輸血を優先し，必要に応じてノルアドレナリンで血流分布異常の補正を行い，適切な酸素運搬の改善をもたらすことが期待されます．虚血の放置により，血液の奪い合いから，虚血領域が伝播し，結果として血管拡張の場が増大していくことに注意します．

一方で，虚血領域では stem cell 動員として，ABCG2，JARID1B，Oct4，Nanog，Sox2，KLF4，c-myc，miR302 などの転写因子[*5]調節系が活性化する可能性も癌細胞系で示唆されています[7]．miR302 ファミリーは，DNA 全体の脱メチル化を誘導し，上述の Oct4，Sox2，Nanog などの転写因子を活性化させ，ヒト ES 細胞に特有な遺伝子を発現させ，虚血領域の細胞再生に関与する可能性があります．また，このような虚血領域では，増殖性因子として，transforming growth factor（TGF-α），insulin-like growth factor（IGF-2），pyruvate dehydrogenase kinase（Pdk1），zinc finger protein SNAI1（Snail），twist family BHLH transcription factor（Twist1），matrix metalloproteinase（MMP）などが産生され，線維芽細胞の増殖傾向が高まります．そして，血管新生因子として，vascular endothelial growth factor（VEGF），platelet-derived growth factor（PDGF）などの増殖性因子，そして血管内皮の糖代謝系変化として glucose transporter（GULT-1）の産生が高まります．

このように，ショックにより虚血が生じた領域では，転写領域 HRE の活性化により，血管拡張，血管透過性亢進，線維芽細胞増殖，血管新生などのプロセスが進行します．すべてのショックは，虚血の放置により血液

*5 転写因子は，DNA に結合し，mRNA や miRNA の発現を調節する蛋白である．DNA 上のプロモーターやエンハンサーなどの転写領域に結合し，DNA の持つ遺伝情報を RNA に転写する過程を制御している．虚血や炎症で活性化される転写因子として，HIF-1，NF-κB，AP-1，CREB，STAT3 などがある．産生された mRNA は，粗面小胞体で蛋白に翻訳される．ショックにおいて，産生される分子の転写時間と翻訳時間を考慮することが，理学所見と治療をイメージする上で役に立つ．

分布異常性ショックを併発し，微小循環障害が生じてくると理解するとよいでしょう．

ショックにおける血管内皮障害のメカニズムを教えてください

血管内皮細胞や組織には，Toll-like 受容体，C-type lectin receptors（CLRs），TNF 受容体，インターフェロン受容体，そしてトロンビンの受容体である protease activated receptor（PAR）[8,9]，糖化蛋白などの受容体である receptor of advanced glycation end products（RAGE）などが存在し，血管内皮や組織の炎症と細胞死を調節しています[10]．これらの受容体などの**作動分子（リガンド：ligand）**は，現在，damage associated molecular patterns（DAMPs）などとして総称されており，その炎症性反応は血管内皮細胞にも生じることが特徴となります．

ショックにおける血管内皮障害は，①細胞質内のアミノ酸やリン脂質の低下や変容（オートファジー），②細胞膜の変性（ネクローシス），③核の変性（アポトーシス）[11,12]，④ミトコンドリア死などによると考えられます．これらは，血管内皮細胞が DAMPs シグナルなどによって，炎症，血管透過性亢進，凝固・線溶系異常などを生じる表現型の裏で進行するものです．血管内皮細胞は，ショックや炎症を感知する **Alert 細胞**[10] として機

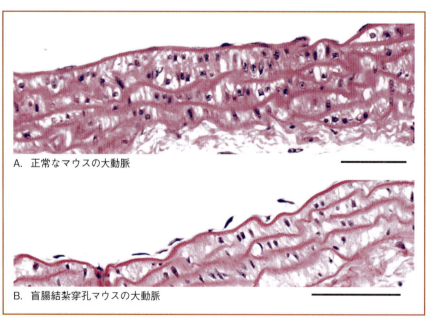

A. 正常なマウスの大動脈

B. 盲腸結紮穿孔マウスの大動脈

図4 マウス盲腸結紮穿孔における大動脈領域の血管内皮細胞障害の組織染色像
図は，雄性 BALB-C マウス（10 週齢）における，A）正常，B）盲腸結紮穿孔後 24 時間で摘出した大動脈のヘマトキシリン・エオジン染色像である．大動脈の表層に 1 層の血管内皮層が認められた．盲腸結紮穿孔マウスの大動脈において，血管内皮細胞の膨隆と，剥離に近い染色像が認められた．図に示されたバーは，50 μm サイズである．

能し，その過程で図4のように，浮腫状に変性し，基底膜より脱落する傾向を高めます．基底膜から脱落した血管内皮細胞は，**遊離型血管内皮細胞（circulating endothelial cells：CEC）**[13]として炎症期のヒト血液中にも検出できます．

　血管内皮細胞機能が減弱したり，血管内皮細胞が脱落した状態では，すでに図1で解説したようなずり応力依存的な血管弛緩反応，つまり①EDRF，②EDHF，③プロスタサイクリン（PGI$_2$）の3つの血管平滑筋弛緩経路が期待できず，cold shockや血管攣縮が生じやすい病態となります．血管内皮細胞障害を，まさにinjury（傷害）として，血管内皮を器質的に変性させないように工夫することが必要となります．血管内皮細胞の脱落などにより，血管内皮細胞障害による微小循環障害を器質化させないことが重要となります．

Q 血管内皮細胞障害の治療戦略について時系列で教えてください

　ショックは遷延すると，HREだけではなく，他の転写領域，例えば転写因子 nuclear factor-κB（NF-κB）[14] を介して炎症の増悪，転写因子 activator protein-1（AP-1）[15] を介して細胞死を誘導します．その他，cAMP response element binding protein（CREB），signal transducers and activator of transcription（STAT）などの幾つかの主体となる転写因子が活性化し，転写因子活性により急性相反応の病態が形成されます．

　DAMPsや虚血のシグナルにより，NF-κBは15分から1時間以内に素早く活性化されるので，素早くショックを改善させる工夫が重要です．NF-κBの活性化だけでも，表1のような急性相反蛋白が血管内皮に発現してきます．例えば，ショックでは凝固・線溶系分子も発現を高めます．組織因子（tissue factor）の過剰産生で凝固第Ⅱ因子が活性化され，活性

表1　ショックにおいて血管内皮細胞に発現する分子の特徴

- サイトカイン：tumor necrosis factor-α や interleukin-1β などの炎症性サイトカインは，白血球系細胞だけではなく，虚血において血管内皮細胞や上皮系細胞からも放出される．これらのサイトカインは，各サイトカイン受容体を介して，接着分子，血管拡張分子，凝固亢進分子などを産生させる．
- ケモカイン：interleukin-8, macrophage inflammatory protein 1α, macrophage chemotactic protein 1 などを産生させ，白血球を虚血局所に遊走させる．
- 接着分子：intracellular adhesion molecule-1, vascular cell adhesion molecule-1, E-selectin などが，虚血領域の血管内皮細胞に発現し，虚血局所に白血球がローリングする．
- 血管拡張分子・心抑制分子・血管透過性亢進分子：誘導型一酸化窒素合成酵素（iNOS）の虚血領域における過剰産生は，一酸化窒素（NO）を過剰産生し，血管拡張，心抑制，血管透過性亢進に作用する．また，虚血により誘導型シクロオキシゲナーゼ（COX$_2$）の産生が高まるため，虚血局所では血管拡張作用が増強する．
- 凝固亢進分子：von Willebrand factor, tissue factor, plasminogen activator inhibitor-1（PAI-1）などが，虚血領域の血管で産生を高める．von Willebrand factor は血小板一次凝集反応，tissue factor はトロンビン産とフィブリノーゲンの産生，PAI-1 は線溶抑制に作用する．血小板数減少は出血傾向として，トロンビン産生は血管透過性亢進や線維芽細胞増殖に作用する．

化第Ⅱ因子**トロンビン**として，血管内皮細胞などに存在するPARを介して独自に血管内皮細胞障害を進展させます．このため，ATⅢ製剤やトロンボモジュリンは，トロンビンのフィブリン産生の制御だけではなく，血管内皮細胞障害を緩和させるものとして期待されます．炎症期では，このように血管内皮細胞障害の表現型として，播種性血管内凝固（disseminated intravascular coagulation：DIC）の進展を評価することができます．

ショックなどのDAMPs反応，または敗血症などの**pathogen associated molecular patterns（PAMPs）** の炎症と細胞死の反応において，血管内皮細胞は炎症と細胞死の戦場となります[16]．NO産生やグリコカリックスの脱落などの**機能的変性**（functional change）から，血管内皮自体の脱落[13]としての**器質的変性**（structural change）が生じると，血管内皮および微小循環障害の再生には10日間以上の極めて長い時間を要するようになります．従来，このような血管内皮の器質的変化は，全身性エリテマトーデスや強皮症などのような**レイノー症状**としても観察されます．これは，慢性的かつ連綿と小規模や中規模の炎症と再生が繰返された病態です．このような慢性的な進行ではなく，ショックでは急激に大規模な炎症が生じ，血管内皮細胞障害が急速に進展します．遷延した炎症と再生の管理により微小循環の損なわれた**cold shock**へ移行する危険性に，注意が必要となります．このため我々には，遷延したショック管理や炎症管理に注意し，ただちに改善するための手法を戦略とすることが期待されます．

ショックをcold shockに移行させないための病態学的アプローチは，以下に集約されると筆者は考えています．

■ 1. 炎症性リガンドの産生量を減少させること

ショックについては，拘束性要因をただちに否定し，体血管抵抗減弱に対してアドレナリン作動性α_1受容体刺激の併用を考慮し，輸液と輸血で血液分布異常性ショックの併存を回避します．敗血症などのようにショックの原因となる分子が明確な場合，抗菌薬を殺菌的に使用するなどのように，作動分子を増幅させないことに注意します．

■ 2. 炎症性リガンドの排泄を明確とすること

腎糸球体からの濾過による原尿の維持，胆囊収縮や胆道系排泄の維持，唾液を含む消化管排泄，発汗による排泄，抗リガンド抗体反応などを明確とします．薬剤と同じ概念として，炎症性リガンドの排泄系を明確とします．

■ 3. 炎症と再生を意識すること

炎症性サイトカインや炎症性分子の高まる炎症期を短くし，増殖性サイトカインの高まる再生期を早く誘導します．この再生期に再び炎症性2nd attackを生じさせないように，感染症の併発や再燃を防ぐことを目標とし

ます．このため，ショックの管理においても，急性期のカテーテル留置や
気管挿管などを含めて，接触感染予防策の徹底は最重要と考えています．

おわりに

　ショックにおける炎症は，血管内皮細胞にも及びます．この臨床病態
は，血管内皮細胞障害と微小循環障害として，出血などで凝固因子を消失
していない限り，DIC を 1 つの表現型とします．ショックの原因を迅速に
同定し，ショックから少しでも速く離脱し，炎症強度を高めないことが，
血管内皮細胞傷害の軽減に役立ちます．今後は，CECs[13] などを含めて，
血管内皮細胞傷害の分子マーカーが同定されることにより，血管内皮細胞
障害の治療の評価がより明確になると考えています．

[文　献]

1) Gheibi S, Jeddi S, Kashfi K et al：Regulation of vascular tone homeostasis by NO and H_2S：Implications in hypertension. Biochem Pharmacol 149：42-59, 2018

2) Garland CJ, Dora KA：EDH：endothelium-dependent hyperpolarization and microvascular signalling. Acta Physiol (Oxf) 219：152-161, 2017

3) Mathew John C, Khaddaj Mallat R et al：Pharmacologic targeting of endothelial Ca^{2+}-activated K^+ channels：A strategy to improve cardiovascular function. Channels (Austin) 12：126-136, 2018

4) Tykocki NR, Boerman EM, Jackson WF：Smooth Muscle Ion Channels and Regulation of Vascular Tone in Resistance Arteries and Arterioles. Compr Physiol 7：485-581, 2017

5) Pescador N, Cuevas Y, Naranjo S et al：Identification of a functional hypoxia responsive element that regulates the expression of the egl nine homologue 3 (egln3/phd3) gene. Biochem J 390：189-197, 2005

6) Nallamshetty S, Chan SY, Loscalzo J：Hypoxia：a master regulator of microRNA biogenesis and activity. Free Radic Biol Med 64：20-30, 2013

7) Burroughs SK, Kaluz S, Wang D et al：Hypoxia inducible factor pathway inhibitors as anticancer therapeutics. Future Med Chem 5：553-572, 2013

8) Jesmin S, Gando S, Matsuda N et al：Temporal changes in pulmonary expression of key procoagulant molecules in rabbits with endotoxin-induced acute lung injury：elevated expression levels of protease-activated receptors. Thromb Haemost 92：966-979, 2004

9) Matsuda N, Nishihira J, Takahashi Y et al.：Role of macrophage migration inhibitory factor in acute lung injury in mice with acute pancreatitis complicated by endotoxemia. Am J Respir Cell Mol Biol 35：198-205, 2006

10) Matsuda N：Alert cell strategy in SIRS-induced vasculitis：sepsis and endothelial cells. J Intensive Care 4：21, 2016

11) Matsuda N, Takano Y, Kageyama S et al：Silencing of caspase-8 and caspase-3 by RNA interference prevents vascular endothelial cell injury in mice with endotoxic shock. Cardiovasc Res 76：132-140, 2007

12) Matsuda N, Teramae H, Yamamoto S et al：Increased death receptor pathway of apoptotic signaling in septic mouse aorta：effect of systemic delivery of FADD siRNA. Am J Physiol Heart Circ Physiol 298：H92-H101, 2010

13) Tochikubo J, Matsuda N, Ota Y et al：Detection of inflammatory circulating endothelial cells using human umbilical vein endothelial cells detached from culture dishes by tumor necrosis factor-alpha as control cells. Cardiol Pharmacol 4：129, 2014

14) Matsuda N, Hattori Y, Jesmin S et al : Nuclear factor-κB decoy oligodeoxynucleotides prevent acute lung injury in mice with cecal ligation and puncture-induced sepsis. Mol Pharmacol 67 : 1018-1025, 2005
15) Imaizumi T, Matsuda N, Tomita K et al : Activator Protein-1 Decoy Oligodeoxynucleotide Transfection Is Beneficial in Reducing Organ Injury and Mortality in Septic Mice. Crit Care Med 46 : e435-e442, 2018
16) 松田直之,山本誠士,寺前洋生 他：敗血症性ショックにおけるアポトーシスの治療. 日薬理誌 134：198-201, 2009

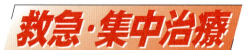
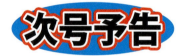

特集 エキスパートに学ぶショック管理のすべて

ベーシック編

I．知っておきたいショックの病態生理と臓器障害

2. 組織低酸素・組織酸素代謝障害

関西医科大学 救急医学講座　鍬方安行（くわがたやすゆき）

Key words 酸素消費量，酸素運搬量，ミトコンドリア，酸素摂取率

point

- 酸素はヘモグロビンと結合して毛細血管に運ばれ，拡散によって細胞内に到達する．
- 酸素運搬量を決定するのは，ヘモグロビン濃度，動脈血酸素飽和度，心拍出量である．
- hypoxic hypoxia は，組織への酸素供給能力の低下が顕著で危険な類型である．
- 酸素代謝異常につながる末梢性血流調節分配機序が破綻する典型例は，敗血症性ショックである．

Q 組織酸素代謝からみたショックの捉え方を教えてください

A 酸素は，細胞が好気的代謝を行い，生きてゆくために必須の基質です．海に浮かぶ単細胞生物なら，海水に溶存した酸素を拡散で細胞内に得るだけで十分に生命活動を維持できるでしょう．しかし，私たちヒトほどにも大きく発達してしまうと酸素の取り入れ口である気道から，個々の細胞への道のりは遠く，とても酸素分圧勾配だけでは十分な酸素を細胞レベルにまで送り届けられません．呼吸による肺胞気酸素の肺毛細血管への拡散と酸素運搬体であるヘモグロビン酸化による動脈血酸素含有量の十分な確保，心臓のポンプ機能による血液の循環が，それぞれ欠けることなく整ってはじめて十分な組織への酸素運搬（量）が確保されます．**組織（臓器）の酸素需要にみあうだけの酸素運搬（量）ができない状況が，組織酸素代謝からみたショックの共通項です**．すなわち，ショックの病態理解，治療においては，酸素運搬（量）減少をきたす原因を的確に捉え，対処する必要があります．

Q 正常な組織酸素代謝に関連する因子を教えてください

A 個体全体として末梢組織に酸素運搬が行われる過程と，毛細血管から個々の細胞に酸素が供給される過程の両方を理解する必要があります（図1）．

1. 肺胞から毛細血管に至る酸素運搬

血液に含まれる酸素量は，以下の式で計算可能です（ここでは，1gのヘモグロビン（Hb）に結合する酸素は1.34 mLとして計算）．

$$血中酸素含量（mL/dL）= 1.34 \times [Hb]（g/dL）\times 酸素飽和度（\%）/100 + 0.003 \times PO_2（mmHg）$$

この式をみてわかるように，肺胞－肺毛細血管の場において，**外界から単位体積あたりの動脈血中に十分な酸素を取り入れる際に重要なのは，Hb濃度と，酸素飽和度である**ことが理解できると思います．一方で，気相から液相への溶解定数（ここでは0.003）が低値にとどまる酸素にとって，溶存量を酸素分圧でかせぐのは極めて非効率的であることがわかります．

$$酸素運搬量（mL/min/m^2）= 動脈血酸素含量（mL/dL）\times 心係数（L/min/m^2）\times 10$$

そして，酸素運搬量は動脈血酸素含量が決まれば，心係数に依存して増減することが理解できます．すなわち，組織に酸素を受け渡しする場である毛細血管に至るまでの間，ヒトの体が必要とする大量の酸素を運ぶ過程

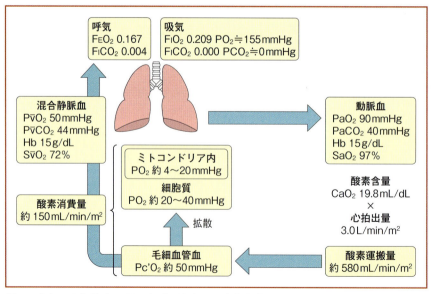

図1　大気から細胞内に至るまでの酸素・二酸化炭素の運搬

は，Hb 濃度とその酸素化の割合およびその Hb を含む血液が十分量存在し，かつ毛細血管まで送り届けられるポンプ機能が正常に作動する条件がすべて満たされるべきことが理解できます．

2．酸素分圧からみた肺から細胞へ至る酸素勾配

　肺の機能的残気に含まれる酸素分圧は，大気圧・室内空気呼吸下で約 100 mmHg です．肺胞壁を拡散した酸素（PaO_2 約 90 mmHg）は，上記のように Hb と結合することによって動脈血に含有され，心のポンプ作用によって体循環に送られます．拍出された血液は，並列回路となった各臓器・組織へ，主に細動脈に分布する血管抵抗によって分配されます．毛細血管にまで到達した血液 $Pc'O_2$ 平均値は約 50 mmHg です．毛細血管の内皮・基底膜を介して酸素を含有した血液と接する組織・細胞には，血液が毛細血管を流れる間に，拡散によって酸素が供給されます．

　図 2 は，毛細血管のまわりに広がる組織（細胞群）を X–Z 平面に単純化した模式図です．X 軸は，毛細血管の血流方向を示し，Z 軸は組織（細胞群）の毛細血管からの距離を示します．Y 軸は，X–Z 平面上の酸素分圧です．図からわかるように，酸素分圧は，毛細血管内においては血流方向（毛細血管長）に従って，また組織においては毛細血管からの距離に従って低下します．平時の細胞質内酸素分圧は 20〜40 mmHg，ミトコンドリア内酸素分圧は 4〜20 mmHg とされますが[1]，ある細胞をとりまく酸素分圧が低下した際に，好気代謝を維持するためには，最低でもミトコンドリア内の酸素分圧として 0.1〜1 mmHg 以上（諸説ある）が必要とされます[2]．例えば，図において X 軸に沿って距離 d1，Z 軸に沿って毛細血管から距離 d2 離れた仮想点 A でこの最低条件を満たすには，距離 d1 における毛細血管内酸素分圧（$Pc'O_2$）が一定以上に確保されていなければならないことがわかります．細胞間の距離が増大するような状態，例えば毛細血管透過性亢進を伴う病態で，細胞間組織液が増量する，すなわち高度浮腫形成時などを想定すると，細胞の好気代謝にとって厳しい状態である

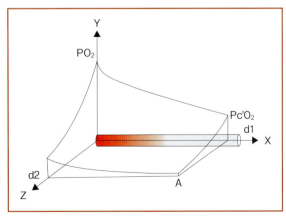

図 2　組織における oxygen cascade
　　　（文献 4 を参照して作成）

ことが容易に理解できると思います．Pc'O₂ のとりうる値は，毛細血管の長さ，赤血球の平均毛細血管通過速度，周囲組織代謝の多寡によって大きく変化します．また生体では，個々の臓器組織によって毛細血管の長さや毛細血管同士の距離は不均一であり[*1]，小腸や腎など特異に機能分化した組織では，近接した細動脈・細静脈間距離によって，酸素の拡散損失が大きい例もあります[3]．このような多彩な毛細血管系の Pc'O₂ の総和が，混合静脈血（一般に右室・肺動脈血にあたります）であり，毛細血管出口血の個体としての代表値，ということになります．混合静脈血の酸素分圧の正常下限は約 35 mmHg です．死亡例を含むさまざまな重症救急症例において観測された混合静脈血酸素分圧の最低値は，約 20 mmHg であったとする報告があり，これが生存状態のヒトにおいてとりうる下限値だと考えられます[4]．

[*1] 小腸絨毛上皮，腎尿細管など物質の吸収機能を高めるよう分化した組織では細動脈と細静脈が隣接して長い距離を対向・併走する構造（counter current）をもつ．物質交換には有利だが血流速度が低下すると末梢組織の低酸素を容易にきたす．

  組織低酸素発生のメカニズムについて教えてください

前項でも触れましたが，まず末梢組織へ十分な酸素を運ぶために複数の因子がかかわっています．また，かりに十分な酸素が運べたとしても，組織・細胞自体がこれを利用できない状況も想定されます．これらをいくつかの類型に分けて，整理して捉えると理解しやすくなります[5,6]．

■ 1．血液中の酸素含量が低下する場合

（1）hypoxic hypoxia

S 字状を描く Hb 酸素解離曲線の特性から，PaO₂ 60 mmHg 以下の低酸素血症時には，Hb 酸素飽和度は急激に低下します（PaO₂ 60 mmHg で約 90％，PaO₂ 40 mmHg で約 75％）．毛細血管入り口の酸素分圧が低下すると，前述のように PvO₂ の低下には限度がある（静脈血の酸素含量には下限値がある）ため，**hypoxic hypoxia では他の類型と比べて組織への酸素供給能力の低下が顕著で危険な類型であることがわかります**．

（2）anemic hypoxia

急性失血による場合は，循環血液量の減少をきたすため後述の stagnant hypoxia の病態を伴い，純粋な anemic hypoxia とはいえません．失血のない等容性血液希釈をきたしている状態を思い浮かべて下さい．代表的な病態は，慢性貧血または失血ののち補液により循環血漿量が十分に補正された状態です．血液希釈時には血液粘性が低下し，細血管の血流不均一性が減少し，細動脈・細静脈間での酸素拡散損失が減少するため，毛細血管入り口の酸素分圧はむしろ上昇することが知られています[7]．また，ヘマトクリット 20％程度までの低下であれば，血液希釈に伴って最大酸素摂取率も増加することが知られています[8]．

2. 酸素を運搬する血流量が低下する場合

(3) stagnant hypoxia

酸素を運搬する血流の低下する類型です．具体例として，失血などによる循環血液量減少，心ポンプ機能の低下，心外拘束などを想起してください．また，敗血症性ショック時などに臓器・組織血流の不均衡が生じる場合には，心拍出量が正常かそれ以上に保たれていても，臓器内・組織内で逆説的な血流不測に陥る部分が生じると考えられており，stagnant hypoxia をきたす組織が発生します．

3. 1，2のいずれにも該当しない場合

血液酸素含量にも，酸素運搬能にも異常がなく，ミトコンドリアの酸素分圧が十分に存在しても，これを利用できず細胞呼吸が障害される状況が存在します．

(4) cytotoxic hypoxia

毒性物質により細胞呼吸が阻害される類型です．典型例はシアン中毒であり，CN^- が cytochrome oxydase の Fe^{3+} と安定的に結合して機能を阻害するため，電子伝達系が作動しなくなります．

(5) cytopathic hypoxia

1997年 Fink は「敗血症時において後天的に生じる細胞呼吸の異常によって細胞内エネルギー代謝異常を生じる状態」を cytopathic hypoxia と定義しました[9]．その発生メカニズムは必ずしも明らかになっていませんが，一酸化窒素誘導[10]や peroxynitrite によるミトコンドリア内呼吸の抑制と poly-(ADP-ribose) polymerase の活性化[11]などがその要因として挙げられています．

> **Q** 酸素運搬量が減少した場合，個体はどのような応答をするのでしょう？

図3に個体の酸素運搬量を定常状態から減少させていった場合の，酸素消費量の変化を示しました．酸素消費量，酸素摂取率の計算式は以下のとおりです．

酸素消費量（mL/min/m²）の求め方は2通りあります．

間接熱量測定法：（分時換気量/体表面積）×｛［（1－呼気酸素濃度－呼気二酸化炭素濃度）/（1－吸入気酸素濃度）］×吸入気酸素濃度－呼気酸素濃度｝

reversed Fick 法：（動脈血酸素含量－混合静脈血酸素含量）×心係数（mL/min/m²）

reversed Fick 法は，Swan-Ganz カテーテルによる計測で求めることが

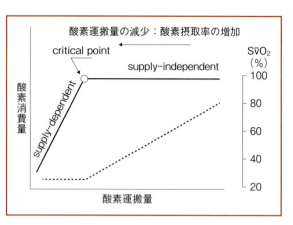

図3 酸素消費量/運搬量関係の二相性変化
　正常では，酸素運搬量の減少が生じても，酸素摂取率の代償性増加により酸素消費量が一定に保たれます（supply-independent）．この際，酸素摂取率特異点（critical point）を超えると酸素摂取率の限界に達して，以後は酸素運搬量減少に応じて酸素消費量も減少します（supply-dependent）．supply-dependent area では酸素負債を生じて，高乳酸血症を呈します．

できます．データの性質上，ある瞬間を切り取った値になりますので，計測ごとに変動する可能性が高いデータです．一方，間接熱量測定は，一定時間の呼気を回収するか，または breath by breath で得たデータを積算して用いますので，数分〜数十分の平均値という性質をもったデータです．

酸素摂取率（%）＝酸素消費量/酸素運搬量×100

　正常では，酸素運搬量の減少が生じても，酸素摂取率の代償性増加により酸素消費量が一定に保たれます（supply-independent）．この際，酸素摂取率特異点（critical point）を超えると酸素摂取率の限界に達して，以後は酸素運搬量減少に応じて酸素消費量も減少します（supply-dependent）．supply-dependent area では酸素負債を生じて，高乳酸血症を呈します（図3）．点線で示すのは，酸素運搬量の減少が心拍出量の減少のみによって起こり，動脈血の酸素飽和度やヘモグロビン値に変化がないと仮定した場合の S$\bar{v}$O$_2$（混合静脈血酸素飽和度）の変化です．このように典型的な stagnant hypoxia では，酸素消費量の維持は酸素摂取率の増加（S$\bar{v}$O$_2$ の低下）に依存します．

Q　酸素運搬量が減少し，個体が正常に代償機転を作動させた場合，個体の応答には組織低酸素の類型別に差があるでしょうか？

A　さまざまなタイプの組織低酸素に対する個体の応答を臨床例でクリアカットに観測することは困難ですが，数学モデルによって生理学的な理解は深まっています．Schumacker らはある組織の酸素需給バランスを考える際，Krogh の提唱した円柱モデルをもとにして，個体をその集合体として近似することによって個体全体の酸素運搬量/消費量関係が，実際と同様の二相性変化を示すことを証明しました（**図4左**）[12]．このモデルを用い，末梢血流の調節機構が正常に作動している条件下で anemic, hypoxic, stagnant，それぞれの要因のみによって酸素運搬量が低下した

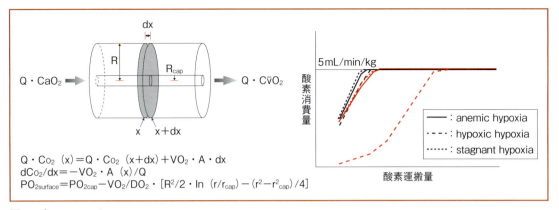

図4 左：Krogh の tissue model
Qc：毛細血管血流量，VO_2：単位組織あたりの酸素消費量，A：当該組織の断面積（ここでは円柱），C_{O_2}(x) と C_{O_2}(x+dx)：点 x，および微分量 dx だけ毛細血管軸長方向に移動した部位における血中酸素含量，PO_{2cap}：毛細血管周囲の酸素分圧，R：当該組織（ここでは円柱）の半径（すなわち，毛細血管間の距離の1/2），Rcap：毛細血管の半径．

右：Krogh の tissue model を積分することによって得られた個体モデルの酸素運搬量/消費量関係を示したもの 定常状態（Hb 15 g/dL, Hct 45％, Hb の P_{50} 26.8 mmHg, PaO_2 100 mmHg, $PaCO_2$ 40 mmHg, pH 7.4, 心拍出量 5 L/min, Rcap＝5 μm, 毛細血管長 500 μm, 全毛細血管容積 500 mL, 呼吸商 0.85, 酸素消費量 5 mL/min/kg）から anemic hypoxia では Hb 濃度のみ，hypoxic hypoxia では PaO_2 のみ，stagnant hypoxia では心拍出量のみをそれぞれ段階的に減少させた際の個体酸素消費量を計算し，その関係をグラフ化したものです．黒字は，定常時の毛細血管間距離（R）が 80 mm と仮定した関係で，赤字は，毛細血管間距離が倍の 160 mm に拡大した（細胞外液貯留による浮腫などを想定）場合を想定した関係です． （文献12を参照して作成）

場合に，個体全体の酸素消費量がどのように推移するかその関係を図示したものが図4右です．定常時には，anemic, hypoxic, stagnant で酸素摂取率特異点に大きな差はありませんが，毛細血管密度が倍になると，それぞれこの特異点が右方移動します．なかでも hypoxic hypoxia で酸素摂取率特異点が大きく右に移動することが見て取れます．これは，前述したように毛細血管出口での $P\bar{v}O_2$ に下限値が存在するためです．すなわち，より高い酸素運搬量で酸素摂取の限界に達することになり，hypoxic hypoxia では毛細血管密度が低下した局面で容易に組織低酸素を生じうる危険な類型であることがわかります．

> **Q** 酸素運搬量の減少に対して正常の代償機転が作動しない場合には，個体はどのように応答するのでしょうか？

 正常の代償機転が作動しない場合の代表として，敗血症性ショックがあります．敗血症性ショックの血行動態は，血圧低下の主因が末梢血管抵抗の減弱にあるという点で，現在では血液分配異常によるショック（distributive shock）の一型として分類されますが，同様に分類される脊髄損傷に伴うショックや脳死など，中枢性神経調節機序の破綻時には，酸素運搬量の減少に応じて末梢性調節機序が正常に機能して酸素摂取率を増加させ酸素消費量を維持するのに対し，**敗血症では酸素摂取率の増加が不十分で，末梢性調節機序の破綻がみられる点で全く異なります**[13]．そ

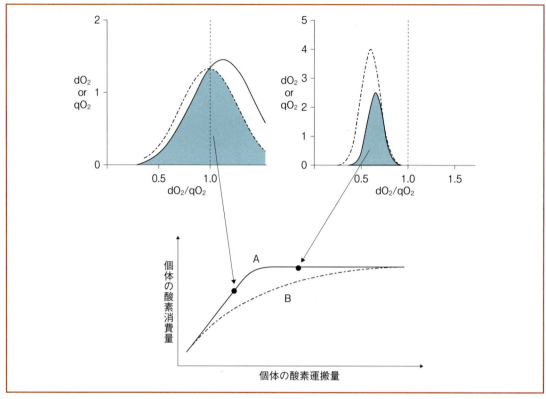

図5 Walleyの仮説
dO₂：ある組織単位の酸素需要量，qO₂：ある組織単位への酸素運搬量．**上段**：点線はqO₂を縦軸に，実線はdO₂を縦軸にとり，dO₂/qO₂の分布をみたもの．右は，qO₂が十分に確保され，dO₂の総和（実線より下の面積）がすなわち個体の酸素消費量に相当する状態を，左は，qO₂が減少したため，dO₂/qO₂＞1となる部分が生じたため，実際の酸素消費量はqO₂の分布，dO₂の分布の重なった斜線の面積となる様子を示しています．この状態では，個体の酸素消費量は酸素運搬量依存性に減少します．**下段**：A：上段のように，dO₂/qO₂の分布を示すベル曲線の裾野が狭く，relative dispersionが小さい（分布のばらつきが小さい）場合には，個体の酸素運搬量/消費量関係はきれいな二相性を呈し，実際の動物モデルや臨床で観察される変化をよく再現します．B：ベル曲線の裾野を広く，relative dispersionが増大した場合を想定して，同様のプロットを行うと点線で示すように，酸素運搬量/消費量関係は弧状を描き，もはや二相性ではなくなってしまいます．つまり，酸素運搬（血流分配）のheterogeneityが明らかな状態では，酸素運搬量が減少する局面では，早期から酸素運搬量と消費量のミスマッチすなわち酸素摂取の障害を生じる様子を理解できます．
（文献16を参照して作成）

の主たる原因として末梢性循環調節機序の破綻/臓器・組織への血流分配異常の関与が推測されており，動物実験モデルでも検証されています[14, 15]．Walleyは，局所の酸素需要量とその局所への酸素運搬量で規定される小さな単位で構成される組織を想定し，個体全体をこの小さな組織単位の集合とみなして，個体全体の酸素消費量変化を捉えるモデルを考案しました[16]．この病態解析モデルは，敗血症時に生じる，酸素運搬量の広いレンジにわたる酸素運搬量減少依存性の酸素消費量低下という酸素代謝異常が発生するメカニズムについて非常に興味深い示唆を与えてくれます（**図5**）．彼らはまた，末梢組織の赤血球通過時間のばらつきを計測することによって酸素運搬のheterogeneityを実測する実験モデルを作成し，この仮説を検証することにも成功しています[17]．

[文　献]

1 ）Nunn JF：Oxygen. In："Nunn's applied respiratory physiology." Nunn JF, ed. Oxford, Butterworth-Heinemann Ltd, pp247-305, 1993

2 ）Duke T：Dysoxia and lactate. Arch Dis Child 81：343-350, 1999

3 ）Shepherd AP, Kiel JW：A model of counter current shunting of oxygen in the intestinal villus. Am J Physiol 262（Heart Circ Physiol 31）：H1136-H1142, 1992

4 ）杉本　壽，岸川政信，鍬方安行 他：酸素運搬量と酸素供給量．救急医学 14：405-412, 1990

5 ）Barcroft J：On anoxaemia. Lancet ii：485, 1920

6 ）Finley RJ, Duff JH, Holliday RL et al：Capillary muscle blood flow in human sepsis. Surgery 78：87-94, 1975

7 ）Lindbom L, Mirhashemi S, Intaglietta M et al：Increase in capillary blood flow and relative haematocrit in rabbit skeletal muscle following acute normovolaemic anaemia. Acta Physiol Scand 134：503-512, 1988

8 ）Van der Linden P, Gilbart E, Paques P et al：Influence of hematocrit on tissue O_2 extraction capabilities during acute hemorrhage. Am J Physiol 264：H1942-H1947, 1993

9 ）Fink M：Cytopathic hypoxia in sepsis. Acta Anesthesiol Scand（Suppl 100）：87-95, 1997

10）Borutaite V, Brown GC：Rapid reduction of nitric oxide by mitochondria, and reversible inhibition of mitochondrial respiration by nitric oxide. Biochem J 315：295-299, 1996

11）Szabó C, Zingarelli B, Saltzman AL：Role of poly-ADP ribosyltransferase activation in the vascular contractile and energetic failure elicited by exogenous and endogenous nitric oxide and peroxynitrite. Circ Res 78：1051-1063, 1996

12）Schumacker PT, Samsel RW：Analysis of oxygen delivery and uptake relationships in the Krogh tissue model. J Appl Physiol 67：1234-1244, 1989

13）杉本　壽，嶋津岳士，寺井親則 他：循環調節機序からみたショックの酸素代謝．救急医学 8：281-288, 1984

14）Kuwagata Y, Oda J, Irisawa T et al：Effect of ibuprofen on the interleukin-1β-induced abnormalities in hemodynamics and oxygen metabolism in rabbits. Shock 20：558-564, 2003

15）Matsuyama S, Hayakawa K, Sakuramoto K et al：Vasodilating prostaglandin E1 does not reproduce interleukin-1β-induced oxygen metabolism abnormalities in rabbits. Acute Med Surg 2：40-47, 2014

16）Walley KR：Heterogeneity of oxygen delivery impairs oxygen extraction by peripheral tissues：theory. J Appl Physiol 81：885-894, 1996

17）Humer MF, Phang PT, Friesen BP et al：Heterogeneity of gut capillary transit times and impaired gut oxygen extraction in endotoxemic pigs. J Appl Physiol 81：895-904, 1996

好評発売中

救急・集中治療
Vol 29 臨時増刊号 2017

ER・ICUにおける
手技の基本と実際
—ベテランに学ぶトラブル回避法—

特集編集　西村　匡司

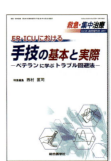

B5判／本文306頁
定価（本体6,400円＋税）
ISBN978-4-88378-550-6

目　次

I　総　論
標準予防策・清潔操作
（ガウンテクニックなど）

II　気道の確保・呼吸管理
気管挿管・気管チューブの固定
抜　管
気管切開/輪状甲状間膜穿刺・切開
酸素療法
（低流量システム・高流量システム）
非侵襲的陽圧人工呼吸管理
（侵襲的）人工呼吸管理

III　穿刺とドレナージ術
胸腔穿刺と胸腔ドレナージ
心嚢穿刺
腹腔穿刺と腹腔ドレナージ
腰椎穿刺と髄液検査

IV　外傷・熱傷・整形外科的疾患
創処置の実際

減張切開

V　消化管に対する処置
胃管の挿入法
イレウス管の挿入法（従来法）と管理について
栄養チューブ

VI　カテーテル手技
末梢静脈カテーテル
PiCCOカテーテル
PICC（末梢挿入型中心静脈カテーテル）
中心静脈カテーテル
肺動脈カテーテル
動脈穿刺と動脈ライン留置
尿道カテーテル
血液浄化用ダブルルーメンカテーテル

VII　内視鏡手技
気管支鏡検査＋BAL
消化管内視鏡検査・治療

VIII　急性期管理
IABP（大動脈内バルーンパンピング）
PCPS（経皮的心肺補助装置）
VV ECMO（静脈-静脈膜型人工肺）
VA ECMO（静脈-動脈膜型人工肺）
心拍出量モニター
Defibrillation
Cardioversion

IX　その他
経食道心エコー
FASTの普及
　—skillからcompetencyへ—
肺エコー
ICP（頭蓋内圧）測定
膀胱内圧測定
体温管理
グラム染色
■索引

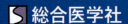 総合医学社　〒101-0061　東京都千代田区神田三崎町1-1-4
TEL 03(3219)2920　FAX 03(3219)0410　http://www.sogo-igaku.co.jp

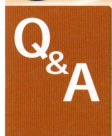

特集 エキスパートに学ぶショック管理のすべて

ベーシック編

I. 知っておきたいショックの病態生理と臓器障害

3. 血管透過性と内皮グリコカリックス

札幌医科大学医学部 麻酔科学講座　時永泰行，数馬 聡，山蔭道明

Key words　内皮グリコカリックス，Revised Starling の法則

point

- 内皮グリコカリックスは血管内皮細胞の内膜面に存在する糖鎖を中心とした層状の構造物である．
- 内皮グリコカリックスは，第 1 に透過選択性のある防護壁，第 2 に物理的刺激のシグナル伝達経路の一部，第 3 に酵素，補酵素，液性伝達物質の局所濃度調節領域としてはたらいている．
- 内皮グリコカリックスの存在を考慮して Revised Starling の法則が提唱された．
- 内皮グリコカリックスの障害は，さまざまな原因で起こる．
- 内皮グリコカリックスの保護・治療方法は，まだ一般化されてなく，今後の研究が期待される．

Q 内皮グリコカリックスとは，どういったものですか？

A 1940 年代に，Danielli と Chamber，Zweifach によって血管内皮細胞の内膜面に層状の構造物が指摘されました．当初は血漿蛋白質が存在する部分として考えられる程度の機能しか持たないと見なされていました．その後，顕微鏡技術の発達，組織の固定法の進歩に伴い，血管内皮細胞の内膜面には，より厚みのある糖鎖の層の存在が明らかになり，**内皮グリコカリックス**とよばれるようになりました[1,2]．

内皮グリコカリックスはおよそ 0.5 から 3 μm の厚さがあり，糖蛋白質，プロテオグリカン，および，グリコサミノグリカン（glycosaminoglycan：GAG）という構成要素からなります．内皮グリコカリックスにおけるプロテオグリカンには，CD-44，シンデカン（syndecan），グリピカン（glypican），バーシカン（versecan），GAG には，ヒアルロン酸（hyaluronic acid），ヘパラン硫酸（heparan sulfate），シアル酸（sialic acid），コンドロイチン（chondroitin）といった構成要素があり，それぞれの組合せか

表1 内皮グリコカリックスの構成要素と機能

GAG	ヒアルロン酸	ヘパラン硫酸	シアル酸	コンドロイチン/デルマタン硫酸
プロテオグリカン	CD33/RHAMM	Syndecan 1〜4	Glypican 1〜5	Versecan
生理的機能	NO合成 白血球接着	血管新生	NO合成 トロンビン結合	血小板接着

GAG：グリコサミノグリカン，NO：一酸化窒素，RHAMM：receptor for hyaluronan-mediated motility

（文献3を参照して作成）

ら機能が異なるとされています（表1）[3]．内皮グリコカリックスに関する知見の増加に伴い，その担う役割の重要性が指摘されるようになりました[4]．

Q 内皮グリコカリックスはどういったはたらきをしていますか？

内皮グリコカリックスは生体内で，第1に血管における透過選択性のある防護壁として，第2にシェアストレスといった物理的刺激のシグナル伝達経路の一部として，第3に酵素，補酵素，液性伝達物質の局所濃度調節領域としてはたらいていることがわかってきました．

■ 1. 透過選択性のある防護壁としての機能

内皮細胞表面には endothelial surface layer（ESL）とよばれる層があり，内皮グリコカリックスはその主な構成成分とされています．ESL，内皮グリコカリックスは陰性の荷電をもち，網状の複雑な構造をもつことから透過選択性のある防護壁としての機能を担っています．すなわち，陰性荷電をもつ赤血球，血小板といった細胞成分，あるいは陰性荷電のある分子の透過を阻害しています．分子の大きさとして70kDを超えるものは内皮グリコカリックスの層によって透過が制限されます．アルブミンは67kDと70kDよりは小さい陰性荷電をもった分子ですが，内皮グリコカリックスの陽性荷電の部分と多くが結合して水分の透過性に関与しています[1,5]．

■ 2. 物理的刺激のシグナル伝達経路の一部としての機能

血管にはシェアストレスという血流の多さに依存して血管拡張をひき起こす機能が備わっています．もしも血管に対して物理的な伸展刺激，すなわちシェアストレスが加わると，内皮型一酸化窒素合成酵素が活性化し，一酸化窒素を産生します．一酸化窒素は血管平滑筋に働き血管拡張をひき起こします．この一連のシグナルを伝達する過程，伸展刺激が細胞内で一酸化窒素合成酵素を活性化させる過程においてもグリコカリックスが関与することが知られています[6]．

3. 局所濃度調節領域としての機能

内皮グリコカリックスは，extracellular superoxide dismutase，アンチトロンビン（antithrombin）Ⅲ，線維芽細胞増殖因子（fibroblast growth factor）といった蛋白質との相互作用をひき起こす部位となっています．また，健常な内皮グリコカリックスが存在することで内皮細胞表面の細胞接着分子と血液を循環している白血球，凝固因子との結合は阻害されます．しかし，内皮グリコカリックスが障害されると血管内を循環している細胞と血管内皮細胞との直接的な接触，それに伴う生理現象をひき起こすこととなるという調節機構があります[3]．

Q Starling の法則とはどういった法則ですか？

A 1896年にStarlingは膠質浸透圧による流入圧と静水圧との圧差で，毛細血管での水分の移動を説明しました（図1）．これは，動脈側では静水圧が浸透圧より勝るために水分は血管内から間質に移動し，静脈側では静水圧が減少し，浸透圧が静水圧より勝ることになり，間質から血管内への水分の移動が起きるという理論でした[7]．

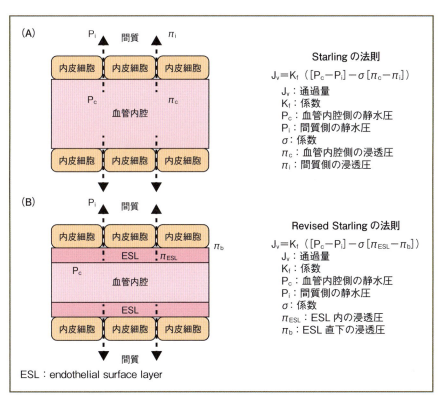

図1 Starling の法則（A）と Revised Starling の法則（B）
Starling の法則と比べて Revised Starling の法則では内皮グリコカリックスを含む ESL による浸透圧勾配（π_{ESL}, π_b）が考慮されている．　　　（文献8，12を参照して作成）

Revised Starlingの法則とはどういったものですか？

　時代が進むにつれてStarlingの法則で説明できない疑問が生じてきました．それは，静脈側ではStarlingの法則で予測された浸透圧よりも実際には低い値であり，そのために静脈での水分の再吸収が起きていなく，通過した多くの水分はリンパ液として血液の循環に戻るということでした．そこで，細胞間隙の血漿とは分画された部位での内皮グリコカリックス直下に，ほぼ蛋白質の存在しない空間が存在し，血管内と間質での水分の移動は浸透圧の影響よりも静水圧が大きく関与しているという考えが提唱されました[7]．この考えは血管内腔側に向かう浸透圧はStarlingの法則でいわれていたものよりも小さく，間質に移動した体液がリンパ液となることと一致します[7]．

　このように内皮グリコカリックスを含むESLが分子のフィルターとしてはたらき，微小な環境での浸透圧を形成しているとの考えをもとに古典的なStarlingの法則を改変し，**Revised Starlingの法則**が提唱されるようになりました[7,8]．

 内皮グリコカリックスはどういった理由で障害されますか？

　内皮グリコカリックスの障害は，さまざまな原因で起こりえます．その原因には，糖尿病，虚血-再還流，動脈硬化，敗血症，炎症に伴うサイトカイン，腫瘍壊死因子（tumor necrosis factor）-αに曝露されたときが含まれ[9]，さらに，hypervolemiaによっても起きます．心房性ナトリウム利尿ペプチド（atrial natriuretic hormone：ANP）も内皮グリコカリックスを障害するといわれています．

　具体的な内皮グリコカリックスの障害の機序として，活性酸素種の関与，肥満細胞（mast cell）からのヘパラナーゼ（heparanase），各種プロテアーゼ，サイトカインの放出の関与といった機序が示されています（**表2**）[1,2,4,5,8,10]．

表2　内皮グリコカリックスの障害因子と保護因子

障害因子		保護因子	
・虚血-再還流	・低酸素血症	・ヒドロコルチゾン	・セボフルラン
・炎症性サイトカイン	・糖尿病	・アンチトロンビンⅢ	・コンドロイチン
・プロテアーゼ		・プロテインC	・ヒアルロン酸
・心房性ナトリウム利尿ペプチド		・メトホルミン	・一酸化窒素
・急性肺障害		・アルブミン	・HES製剤
・出血性ショック		・血漿蛋白質	・リドフラジン
・敗血症		・スロデキシド	・N-アセチルシステイン
・ウイルス感染		・抗酸化剤	・ヘパリン
・hypervolemia		・hypervolemiaを避ける	

検討中のものも含む　　　　　　　　　　　　　　　　　　　　　　（文献1，2，4，5，8，10を参照して作成）

内皮グリコカリックスが障害されると血管透過性はどうなりますか？

健常な内皮グリコカリックスの層は水分をほとんど透過しません．いったん内皮グリコカリックスが障害されると，大きな分子を通過させることとなり，結果として血管透過性の増加が起こります．内皮グリコカリックスが障害されたときに血管透過性が増加する際の水分，他の分子の透過する経路には，細胞同士の間を通る経路と細胞自体を通過させる経路の二つが考えられており，これらの経路を通じて内皮グリコカリックスが障害されたときに水分，その他の分子が血管腔から間質に移動すると考えられています[1]．

 内皮グリコカリックスの保護にはどうしたらいいでしょう？

内皮グリコカリックスを保護するために，ヒドロコルチゾンの投与，アルブミンの投与，抗酸化剤の投与，normovolemiaの維持，吸入麻酔薬であるセボフルランの投与という方法（表2）が報告されていますが，一般化された方法は未だありません．

ヒアルロン酸，sulodexide（GAGsの混合物で，低分子量ヘパリンとdermatan sulfateから成る），アンチトロンビンⅢ，immobilizing multi-arm heparinも内皮グリコカリックスの保護にはたらくことが示唆されており，hydroxyethyl starch（HES）製剤は内皮グリコカリックスの障害による穴を塞ぐ効果の可能性があります．そのほかにも，リドフラジン（カルシウムチャネル遮断薬），メトホルミン，N-アセチルシステイン，プロテインCといったものが内皮グリコカリックスの保護・修復に役立つといわれています．

薬理学的な介入に加えて，生理的な内皮グリコカリックスの新生，turnoverに対する介入も試みられています．内皮グリコカリックスを障害から守るということにおいて，アルブミン，新鮮凍結血漿（fresh frozen plasma：FFP）も内皮グリコカリックス層を保護することが示唆されています．内皮グリコカリックス層はアルブミン，蛋白質で覆われることにより保護され，内皮グリコカリックス層を増やすのに使われることが考えられています．また，FFPはプロテアーゼを阻害することにより内皮グリコカリックスの障害を抑え，さらに内皮グリコカリックスの構成要素を貯蔵していることとなるという考えもあります[1,9,10]．

 ショックの際に内皮グリコカリックスはどうなりますか？

 ショックの際には前述した内皮グリコカリックスの障害をひき起こす因子に曝露されることにより，内皮グリコカリックスは障害され

ます．例えば，出血性ショックのときに，血漿浸透圧の低下がみられます．この血漿浸透圧の低下と内皮グリコカリックスの障害とに相関性が認められることを Rahbar らは示しています[11]．

血漿製剤は内皮グリコカリックスの障害を抑えることが示唆されていますが，血漿製剤は，いくつもの種類の蛋白質を含むため，その中から何が有効かを明らかにする必要があります[13]．

おわりに

内皮グリコカリックスはその存在と機能が明らかになるに伴い，臨床上，重要視されるようになってきましたが，内皮グリコカリックスの保護・治療方法は，まだ一般化されていません．今後の研究が輸液療法にどのように影響を与えることとなるか，興味深いキーワードといえるでしょう．

[文　献]

1）Ushiyama A, Kataoka H, Iijima T：Glycocalyx and its involvement in clinical pathophysiologies. J Intensive Care 4：59, 2016

2）Becker BF, Chappell D, Bruegger D et al：Therapeutic strategies targeting the endothelial glycocalyx：acute deficits, but great potential. Cardiovasc Res 87：300-310, 2010

3）Broekhuizen LN, Mooij HL, Kastelein JJ et al：Endothelial glycocalyx as potential diagnostic and therapeutic target in cardiovascular disease. Curr Opin Lipidol 20：57-62, 2009

4）Doherty M, Buggy DJ：Intraoperative fluids：how much is too much? Br J Anaesth 109：69-79, 2012

5）Cerny V, Astapenko D, Brettner F et al：Targeting the endothelial glycocalyx in acute critical illness as a challenge for clinical and laboratory medicine. Crit Rev Clin Lab Sci 54：343-357, 2017

6）Dragovich MA, Chester D, Fu BM et al：Mechanotransduction of the endothelial glycocalyx mediates nitric oxide production through activation of TRP channels. Am J Physiol Cell Physiol 311：C846-C853, 2016

7）Woodcock TE, Woodcock TM：Revised Starling equation and the glycocalyx model of transvascular fluid exchange：an improved paradigm for prescribing intravenous fluid therapy. Br J Anaesth 108：384-394, 2012

8）Chappell D, Jacob M, Hofmann-Kiefer K et al：A rational approach to perioperative fluid management. Anesthesiology 109：723-740, 2008

9）Chappell D, Kiefer KH, Jacob M et al：TNF-alpha induced shedding of the endothelial glycocalyx is prevented by hydrocortisone and antithrombin. Basic Res Cardiol 104：78-89, 2009

10）Schött U, Solomon C, Fries D et al：The endothelial glycocalyx and its disruption, protection and regeneration：a narrative review. Scand J Trauma Resusc Emerg Med 24：48, 2016

11）Rahbar E, Cardenas JC, Baimukanova G et al：Endothelial glycocalyx shedding and vascular permeability in severely injured trauma patients. J Transl Med 13：117, 2015

12）Bashandy GM：Implications of recent accumulating knowledge about endothelial glycocalyx on anesthetic management. J Anesth 29：269-278, 2015

特集 エキスパートに学ぶショック管理のすべて

ベーシック編

Ⅱ．ショックの定義，病態と分類

自治医科大学 麻酔科学・集中治療医学講座 集中治療医学部門　小山寛介（こやまかんすけ）

Key words　ショックの定義，ショックの分類，組織灌流，微小循環

point

▶ ショックの管理では，「ショックが疑われるか？」，「循環のどの部分が破綻していて，どこを治療ターゲットにするのか？」，「治療によって組織灌流は十分に改善したか？」の問いに応える治療介入を行うことが大切である．

▶ そのためには，ショックの定義，病態と分類を正しく理解し，教科書的な知識だけではなく，実臨床に活かせるレベルまで体系的に整理して身につける必要がある．

Q　ショックは，重篤な血圧低下と考えてよいでしょうか？ショックの定義を教えてください

A　ショックは，一般に血圧低下を伴うことがほとんどですが，明らかな血圧低下を認めない場合もあり，その重症度は必ずしも血圧の値とは相関しません．また血圧は，循環の指標として重要なものの1つですが，血圧だけで循環動態を評価することは不十分です．

ショックとは，「組織（細胞）の酸素利用障害を伴った致死的な循環不全」と定義されます[1]．ショックの定義には2つのポイントがあります．まず①循環障害があること，そしてそれに起因して②組織の低酸素症をきたすこと，です．循環の主要な役割は，呼吸と両輪となって，組織が必要とする酸素を十分に供給することです．組織への酸素供給不足が，呼吸の異常によって起こる場合が呼吸不全であり，心血管系の障害が原因となる場合がショックになります（図1）．ショックに伴う組織酸素需給バランスの崩れは，細胞レベルでミトコンドリア機能障害，細胞膜障害，細胞内アシドーシスをきたし，DAMPs（damage-associated molecular patterns）の放出や炎症メディエータの誘導によって，内皮細胞障害，凝固異常，炎症反応の亢進を起こします[2]．組織低酸素症が持続すると，細胞死，臓器障害，多臓器不全へと至るため，ショックの管理では早期認識と迅速な治療介入が不可欠です．

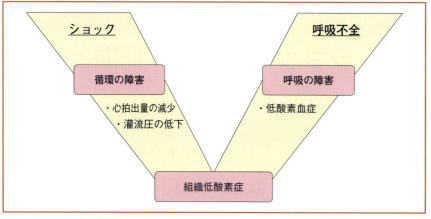

図1 ショックと呼吸不全
組織への酸素供給は「呼吸」と「循環」によって維持され，どちらの障害も組織低酸素症の原因となる．ショックとは，循環の障害によって酸素供給が不十分となり，組織の低酸素症をきたした状態である．

MEMO 1

プレショックとは？

　プレショックは，一般にショックに陥る直前の状態という意味で使用されます．ショック状態では，重要臓器の血流を維持するため，生体は交感神経系を亢進させ代償機構をはたらかせます．プレショックの厳密な定義はありませんが，循環障害に対して生体の代償機構がはたらき，組織への酸素供給がまだ維持されている状態と理解するとよいでしょう．

Q ショックはどのように診断したらよいのでしょうか？ショックの所見や徴候を教えてください

 ショックは，「循環の障害によって生じる組織の低酸素症」です．したがって，ショックの診断には①**循環障害**，と②**組織低酸素症**の2つの条件が必要となります（**表1**）．

■ 1．循環障害の診断

（1）血圧低下

　血圧は組織灌流の指標であり，血圧の低下は循環障害を簡便に示唆するため，血圧低下はショックを疑うべき最も重要な所見です．しかし，低血圧とショックは同義ではありません．

　平均動脈圧（mean arterial pressure：MAP）は，心拍出量（cardiac output：CO）と体血管抵抗（systemic vascular resistance：SVR）によって規定されます．

表1　ショックの診断項目

循環障害を示唆する所見	診断基準
血圧の低下	SBP＜80～90 mmHg，MAP＜65 mmHg
先端チアノーゼ，斑状皮膚	
爪床毛細血管のリフィリング遅延	refilling time＞2 sec
組織灌流の低下を示唆する所見	
尿量の減少	urinary output＜0.5 mL/kg/hr
意識障害，せん妄	
組織低酸素症を示唆する所見	
酸素消費量の低下	$\dot{V}O_2$＜100 mL/min/m^2
混合静脈血・中心静脈血酸素飽和度の低下	$S\bar{v}O_2$＜65%，$ScvO_2$＜70%
血中乳酸値の上昇	blood lactate＞4 mmol/L

SBP：systolic blood pressure，MAP：mean arterial pressure

$$MAP＝CO×SVR$$

したがって，血圧が等しい場合でも，心拍出量や体血管抵抗の違いによって臓器血流は異なります．また高血圧症の患者の場合，臓器血流の自己調節（autoregulation）可能な範囲が正常と異なるため，血圧の絶対値ではショックの診断はできません．

一般に収縮期血圧が90 mmHg以下，平均血圧が65 mmHg以下の場合，ショックを疑います．高血圧症の既往がある場合は，普段の血圧からの相対的な血圧低下（30～40 mmHg以上の低下）でショックと診断します．

MEMO 2

ショックの5徴とは？

ショックの5徴（5P）とは，蒼白（Pallor），虚脱（Prostration），冷汗（Perspiration），脈拍微弱（Pulseless），呼吸促拍（Pulmonary insufficiency）の5つの所見をいいます．ショックの代表的な所見とされますが，虚脱はショックに特異的な所見ではなく，蒼白・冷汗・呼吸促拍もショックに対する代償反応を示唆する所見です．ショックの病態によって代償反応は異なるため，この5徴はショックに共通する所見とはいえません．循環血液量減少性ショックは比較的典型的な所見と考えるとよいでしょう．

---

(2) 尿量の減少

ショックでは，組織灌流の低下（腎血流の低下）を反映して，早期から尿量の減少が認められます．乏尿・無尿は，腎前性の病態の場合にのみ循環の評価として有用であり，腎性や腎後性の要素がある場合は臓器血流の指標にはなりません．

（3）先端チアノーゼ，斑状皮膚，爪床毛細血管のリフィリング遅延

四肢末端に生じる先端チアノーゼ（acrocyanosis），網状または斑状の皮膚所見（mottled skin）は末梢の組織灌流低下を示唆します．また爪床圧迫の解除後，毛細血管のリフィリングが起こるまでに 2 秒以上かかる現象も，末梢における循環障害を示唆する所見です．

■ 2. 組織低酸素症の診断

（1）意識障害，せん妄

ショックによって脳血流低下に伴う脳虚血や代謝性障害が生じると，興奮・不穏，認知機能障害，傾眠・昏睡など，せん妄や意識障害をきたします．中枢神経系の灌流は，循環障害が重篤になるまで比較的よく保たれるため，意識障害はショックの重症度を示す臨床徴候になります．

（2）酸素消費量，混合静脈血（中心静脈血）酸素飽和度の低下

酸素消費量（$\dot{V}O_2$）と混合静脈血酸素飽和度（$S\bar{v}O_2$）の関係は，Fick の原理から以下の式で表されます．

$$\dot{V}O_2 = 心拍出量 \times (動脈血酸素含量 - 混合静脈血酸素含量)$$
$$\simeq 心拍出量 \times ヘモグロビン \times (SaO_2 - S\bar{v}O_2)$$

循環障害が起きると，生体は一定の $\dot{V}O_2$ を維持するために，酸素供給量の低下に対して，組織の酸素摂取率を増加させて対応します．酸素摂取率が増加すると $S\bar{v}O_2$ が低下し，酸素供給量の低下が酸素摂取率上昇の閾値を超えると，$\dot{V}O_2$ の低下が出現します．

以上から，$\dot{V}O_2$ と $S\bar{v}O_2 \cdot ScvO_2$ は，酸素需給バランスの指標であり，$\dot{V}O_2$ と $S\bar{v}O_2 \cdot ScvO_2$ の低下は，組織への酸素供給が不十分であることを示します．

ピットフォール

酸素運搬量（$\dot{D}O_2$）は酸素供給の指標か？

酸素運搬量（$\dot{D}O_2$）は，心拍出量と動脈血酸素含量の積で表されます．よって $\dot{D}O_2$ は心から拍出された直後の動脈血中の酸素量を示しています．$\dot{D}O_2$ は組織における灌流圧（動脈圧）や酸素摂取率を考慮していないため，実際に酸素が組織まで届けられているかどうかは不明であり，酸素供給の指標としては適していません．そのため酸素供給が十分かどうかの指標には，$\dot{V}O_2$ や $S\bar{v}O_2 \cdot ScvO_2$ が用いられます．

（3）血中乳酸値の上昇

血中乳酸値の上昇とそれに伴う代謝性アシドーシスは，**基本的に循環不全による組織低酸素症を示す所見です**[3]．乳酸の産生は，組織での酸素利用障害に伴う嫌気代謝亢進を反映して増加します．血中乳酸値は組織低酸素症の鋭敏なマーカーであり，治療反応の指標としても有用です．

しかし，敗血症における軽度の乳酸値上昇は，ピルビン酸の利用亢進や肝における乳酸の代謝障害の機序で生じ，組織低酸素症とは関連がない場合もあるため注意して解釈する必要があります．

> **Q** ショックの患者には，どのようにアプローチすればよいのでしょうか？ ショックの管理に必要な分類と病態生理を教えてください

循環障害と組織低酸素症を示唆する所見があってショックが疑われる場合，ただちに循環動態を評価し，組織灌流を改善させる必要があります．このとき，ショックの機序に基づいてアプローチすることによって，適切な治療介入が可能となります．

ショックの機序に基づくアプローチの方法は，大きく3つ挙げられます．
①ショックの分類からのアプローチ
②循環の3要素，または循環のパラメータからのアプローチ
③ショックの原因疾患からのアプローチ

1．ショックの分類からのアプローチ

ショックは，その基本となる病態から4つに分類されます．①循環血液量の減少，②心ポンプ機能の低下，③血液循環経路内の閉塞（通過障害），④末梢循環における血液分布異常の4つの基本病態があり，それぞれに対応して1）**循環血液量減少性ショック**（hypovolemic shock），2）**心原性ショック**（cardiogenic shock），3）**閉塞性ショック**（obstructive shock），4）**血液分布異常性ショック**（distributive shock）と分類します．

組織灌流圧を規定する平均動脈圧（MAP）は，心拍出量（CO）と体血管抵抗（SVR）の積で表され（下式），よって**循環不全の病態は，心拍出量の減少，または体血管抵抗の低下の2つに大別できます．**

$$MAP = CO \times SVR$$

ショックの分類として，心拍出量の減少の機序により発症するのが，循環血液量減少性ショック，心原性ショック，閉塞性ショックの3つです．閉塞性ショックは，心臓外からの機械的圧迫により心コンプライアンスが低下する病態や，器質的に血流が妨げられる病態によって，血液の循環が障害され発症します．閉塞性ショックをきたす代表的疾患は，肺血栓塞栓症，心タンポナーデ，緊張性気胸の3つであり，いずれも心疾患ではありません．心臓自体の拘束性障害は含まないので注意が必要です．一方，心拍出量は保たれているが，体血管抵抗の低下によって発症するのが血液分布異常性ショックです．血管拡張や血管透過性亢進があり，血流が保たれているのにもかかわらず，その分布が適切でないために循環が障害されます．血液分布異常性ショックは単に血管拡張性ショック（vasodilatory shock）とも呼ばれます．

　救急・集中治療領域における重症患者は，複数のショックの病態を合併していることが多く，臨床では1つの分類に帰して管理することが難しい場合があり注意が必要です．

▶ **TOPICS**

microcirculatory shock（微小循環性ショック）とは？

　ショックの基本的な4つの分類が全身性の循環障害が病態となるのに対して，microcirculatory shock は，微小循環の異常によって起こるショックです．臨床的には全身性（体循環）の血行動態の正常化が得られた後も遷延する組織低酸素症として診断されます．循環血液量減少性，心原性，閉塞性ショックも微小循環の異常を合併することが多く，また血液分布異常性ショックでは微小循環の異常が主病態となります．しかし新たにmicrocirculatory shock の概念を導入する意義は，通常の血行動態を改善させる治療だけでは不十分なショックの病態が存在するという点にあります．

　microcirculatory shock は血管内皮傷害，グリコカリックスの損傷，血管調節能・反応性の低下や微小血栓など複数の機序によって発症すると考えられています．特異的な診断法として，血中乳酸値と $S\bar{v}O_2$・$ScvO_2$ の乖離，動静脈血二酸化炭素分圧較差，微小循環血流モニタリングなどが提唱されていますが，未だ確立されたものはなく，今後の研究が期待される分野です．

■ 2. 循環の3要素，パラメータからのアプローチ

　重症患者のショックを診断・管理するうえで有用な方法が，循環の要素，またはパラメータからのアプローチです．複数の病態が関与するショックに対しても，循環動態を規定するパラメータに分けて考えることで，適切に診断，治療介入することが可能となります．

（1）循環の3要素

　循環を規定する3要素とは，「**心**」，「**血管**」，「**血液**」です．ポンプの役割を果たす心臓とホースとなる血管，そしてその内腔を流れる血液によって循環が維持されます．したがって循環の3要素のうち，1つまたは複数が障害されるとショックをきたします．ショックを疑った場合，その病態が，心（ポンプ機能障害），血管（血管拡張または透過性亢進），血液（循環血液量の減少）のいずれにあるかを評価する簡便なアプローチ方法です．

（2）血行動態を規定するパラメータ

　組織灌流圧は平均動脈圧（MAP）によって規定され，MAP は心拍出量（CO）と体血管抵抗（SVR）の積で表されます（式①）．心拍出量は心拍数（heart rate：HR）と一回拍出量（stroke volume：SV）の積であり，一回拍出量は左室拡張末期容積（left ventricular end-diastolic volume：LVEDV）と収縮末期容積（left ventricular end-systolic volume：LVESV）の差ですので，式②で表されます．

$$MAP＝CO×SVR \quad \cdots\cdots ①$$
$$CO＝HR×SV＝HR×（LVEDV－LVESV） \quad \cdots\cdots ②$$

LVEDV ← preload, compliance

LVESV ← afterload, contractility

　左室拡張末期容積を決定するのが前負荷と心コンプライアンスです．収縮末期容積は心収縮と後負荷によって決まります．

　以上から，循環動態は，**前負荷（preload），心拍数・調律（rhythm & rate），心収縮（contractility），心コンプライアンス（compliance），後負荷（afterload）**の5つのパラメータで規定されることがわかります（**表2**）．

　循環血液量減少性ショックは前負荷の低下，心原性ショックは心拍数・調律異常，心収縮の低下，または心コンプライアンスの低下，閉塞性ショックは前負荷の低下または心コンプライアンスの低下，血液分布異常性ショックは後負荷の低下と，各ショックの分類は血行動態のパラメータから説明されます．しかし，循環のパラメータからのショックに対するアプローチの有用性は，**血行病態の評価と治療ターゲットが明確になる**点にあります．血管内容量（前負荷）は適切に維持できているか，心拍数・不整脈のコントロールは必要か，心収縮は保たれているか，体血管抵抗（後負荷）は十分か，などを考えながら，循環血液量の適正化，強心薬・血管作動薬の選択，心拍のコントロールを図ることで，複数の機序を有する重症患者の循環動態安定に寄与する治療戦略を立てることが可能となります．

■ 3. ショックの原因疾患からのアプローチ

　臨床上よく使用される出血性ショック，敗血症性ショック，アナフィラキシーショックなどは，ショックの原因となる疾患によって分類されたショックの名称です．ショックの原因疾患は，基本的な病態に基づいた分類である循環血液量減少性，心原性，閉塞性，血液分布異常性の4つの

表2　血行動態パラメータからみたショックの分類

	CO				SVR
	heart rate	stroke volume			
	rhythm & rate	preload	contractility	compliance	afterload
hypovolemic shock		↓			
cardiogenic shock	abnormal		↓		
obstructive shock		↓		↓	
distributive shock					↓

hypovolemic shock（循環血液量減少性ショック），cardiogenic shock（心原性ショック），obstructive shock（閉塞性ショック），distributive shock（血液分布異常性ショック）

CO：cardiac output（心拍出量），SVR：systemic vascular resistance（体血管抵抗）

表3　ショックの分類と原因となる疾患

	病態		病因
循環血液量減少性ショック	心拍出量の低下	← 前負荷↓	出血性ショック 脱水：下痢，熱傷，イレウス
心原性ショック		← 心機能↓	心筋性：心筋梗塞，心筋症，心筋炎 機械性：大動脈弁狭窄，乳頭筋断裂 不整脈性
閉塞性ショック		← 心コンプライアンス↓ （または血流の閉塞）	肺血栓塞栓症 心タンポナーデ 緊張性気胸
血液分布異常性ショック	体血管抵抗の低下　← 後負荷↓		敗血症性ショック アナフィラキシーショック 神経原性ショック

ショックのいずれかに帰属します（**表3**）.

　ショックのアプローチとして原因疾患を同定することは，より特異的な，根本的な治療につながるため，ショックの病態生理から評価する方法とともに有用です.

（1）循環血液量減少性ショックをきたす疾患

　循環血液量減少性ショックは，病因として，「出血」と体外または血管外への血漿の喪失による「脱水」の2つに区分されます．体液喪失の機序としては，消化管からの喪失（嘔吐，下痢），尿路からの喪失（尿崩症），体表面からの喪失（熱傷），そして手術侵襲，腸閉塞などによる3rd space loss があります.

（2）心原性ショックをきたす疾患

　心原性ショックは，病態として心筋性，機械性，不整脈性に区分されます．心筋性の例としては心筋梗塞，右室梗塞，心筋症，心筋炎などが，機械性としては大動脈弁狭窄などの弁膜症や，乳頭筋断裂，心室中隔穿孔，心破裂などの機械的損傷が挙げられます．不整脈性としては，心房性・心室性不整脈，頻脈性・徐脈性不整脈のいずれも心拍出量を低下させる可能性があり，ショックの原因となります.

（3）閉塞性ショックをきたす疾患

　肺血栓塞栓症，心タンポナーデ，緊張性気胸の3つは比較的頻度が高く，急性発症して致死的な状態に至るため，常に鑑別診断に挙げるべき閉塞性ショックの代表的な疾患です．収縮性心膜炎，腹部コンパートメント症候群，医原性として高い陽圧のかかる人工呼吸も閉塞性ショックの原因となります.

　病態として機械的な血流の閉塞をきたす疾患も閉塞性ショックに分類されます．例としては腫瘍浸潤などによる上大静脈，下大静脈の閉塞，大動脈解離などによる大動脈の閉塞が挙がります.

(4) 血液分布異常性ショックをきたす疾患

敗血症性ショック，アナフィラキシーショック，神経原性ショックを始め，全身性炎症反応症候群（systemic inflammatory response syndrome：SIRS），トキシックショック症候群，肝不全，副腎クリーゼ，甲状腺機能低下症，人工心肺離脱後などが血液分布異常性ショックの原因となります．

MEMO 3

warm shock と cold shock

ショック患者の身体所見として，**四肢末梢温の評価はショックの病態生理の鑑別に有用**です．一般に循環血液量減少性，心原性，閉塞性ショックでは，心拍出量の低下に対する代償反応として，臓器血流を保つために末梢の血管が収縮し，四肢は冷たくなります．これを cold shock といいます．一方，血液分布異常性ショックでは，心拍出量の低下がなく，血管拡張によって末梢の血流が保たれるため，四肢が温かい warm shock となります．

敗血症性ショックは血液分布異常性ショックに分類されますが，初期は warm shock を呈するものの，ショックが遷延すると cold shock に移行する傾向があります．しかし，敗血症性ショックにおいて cold shock を呈する病態は，相対的な循環血液量の減少，微小循環不全の増悪，敗血症性心筋症の合併などの機序が原因となり，病期によって一様ではありません．warm shock，cold shock は，ショックの分類というよりは，病態鑑別に有用なショックの評価項目の 1 つとして考えるとよいでしょう．

［文 献］

1) Cecconi M, De Backer D, Antonelli M et al：Consensus on circulatory shock and hemodynamic monitoring. Task force of the European Society of Intensive Care Medicine. Intensive Care Med 40：1795-1815, 2014

2) Cannon JW：Hemorrhagic shock. New Engl J Med 378：370-379, 2018

3) De Macker D：Detailing the cardiovascular profile in shock patients. Crit Care 21：311, 2017

4) Edul VSK, Ince C, Dubin A：What is microcirculatory shock? Curr Opin Crit Care 21：245-252, 2015

5) van Diepen S, Katz JN, Albert NM et al：Contemporary management of cardiogenic shock. Circulation 136：e232-e268, 2017

6) Landry DW, Oliver JA：The pathogenesis of vasodilatory shock. N Engl J Med 345：588-595, 2001

7) Jentzer JC, Vallabhajosyula S, Khanna AK et al：Management of refractory vasodilatory shock. Chest 2018 (DOI：https://doi.org/10.1016/j.chest.2017.12.021)

好評発売中

救急・集中治療
Vol 29 No 9・10 2017

エキスパートに学ぶ
呼吸管理のすべて

特集編集　大塚　将秀

B5判／本文164頁
定価(本体4,600円＋税)
ISBN978-4-88378-552-0

目　次

- ●Introduction
  - ・呼吸管理とは何か
- ●Guidelines Now─海外と日本のガイドラインの現況─
  - ・呼吸療法に関する国内外のガイドライン

ビギナーズ編
- ●Case study
  - ・健常成人の市中肺炎
  - ・慢性閉塞性肺疾患 (COPD) の急性増悪
- ●Q & A
  - ・呼吸不全と身体所見
  - ・酸素療法
  - ・Nasal High-Flow Therapy と
    Non-Invasive Positive Pressure Ventilation (NPPV)
  - ・気道確保法
  - ・加温と加湿
  - ・換気モード

- ・換気モード設定─ Do and Don' t─
- ・肺保護戦略
- ・鎮痛・鎮静・せん妄管理
- ・人工呼吸からのウィーニングと抜管

アドバンス編
─重症呼吸不全治療をワンランクアップさせるために─
- ・栄養管理
- ・Ventilator Associated Event (VAE) 対策と
  その他の管理
- ・呼吸理学療法と早期離床
- ・人工呼吸法の限界とほかの治療法
- ・Post-Intensive Care Syndrome (PICS)

トピックス編─その常識は正しいか?─
- ・人工呼吸中は筋弛緩薬を投与しない
  ─その常識は正しいか?─
- ・高度の酸素化障害では腹臥位療法を行う
  ─その常識は正しいか?─

S 総合医学社　〒101-0061　東京都千代田区神田三崎町 1-1-4
TEL 03(3219)2920　FAX 03(3219)0410　http://www.sogo-igaku.co.jp

特集 エキスパートに学ぶショック管理のすべて

アドバンス編—重症患者のショック管理をワンランクアップさせるために—

Ⅰ．各種ショックの病態生理と臓器障害

1．循環血液量減少性ショック

a）出血性（外傷性）ショックの診断と治療

島根大学医学部 Acute Care Surgery 講座，同　附属病院 高度外傷センター

比良英司，渡部広明
（ひらえいじ）（わたなべひろあき）

Key words 外傷，出血性ショック，damage control surgery，ダメージコントロール戦略

point

▶ ショックを早期に認知するためにはショック徴候を身体所見から読み取る必要がある．

▶ ショックを認知したら，静脈路の確保と初期輸液療法で循環を維持しながら，できるだけ早期に輸血をする必要がある．

▶ FAST と胸部および骨盤 X 線検査で出血源を迅速に検索し，治療方針を決定しなければならない．

▶ 循環が不安定な症例では緊急止血術が最優先である．

はじめに

　外傷患者におけるショックの約 90％以上が出血性ショックといわれており，迅速な止血は救命するうえで極めて重要である．しかしながら，迅速に止血するためには，早期にショックを認知して，出血源を検索することが不可欠である．"ショック"の認知が遅れることで，重症外傷患者の循環動態は数分単位で悪化し，やがて心停止という最悪の事態を招く．ここでは，外傷による出血性ショックに対して，早期にこれを認知することの重要性を示し，出血性ショックの病態と診断・治療について概説する．

出血性ショックの早期認知

症例提示

症　例：39 歳，男性

　　　　バイク走行中に普通乗用車と衝突して受傷し，救急要請となった．救急隊患者接触時，気道は開通しており，呼吸様式は正常，呼吸音の左右差は認めず，10L リザーバー付き酸素マスクで SpO_2 100％．皮膚は冷汗と湿潤を認め，脈拍 124 回/min，血圧 106/78mmHg であった．体表に外出血は認めず．

救急・集中治療　vol. 30　no. 3　2018

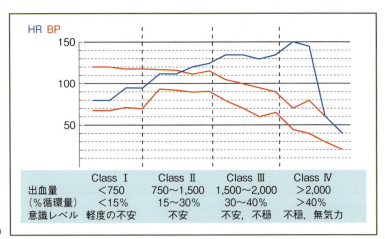

図1　出血性ショックの重症度
(文献3より引用)

外傷初期診療ガイドライン JATEC (Japan Advanced Trauma Evaluation and Care)™ では，初期診療の手順として，primary survey による生理機能の評価と迅速な蘇生を推奨している[1]．

「ショック＝血圧低下」と認識されがちだが，血圧低下はショックの早期認知の指標ではない．出血性ショックの早期には，循環を維持するために交感神経がはたらき，血管の収縮と心拍数の増加がみられるため，血圧が低下することはない．図1に American College of Surgeons（ACS：米国外科学会）による出血性ショックの重症度分類を示す[2]．Class Ⅰ（＜15％までの出血：％循環血液量）では頻脈をみるのみで血圧は低下しない．Class Ⅱ（15〜30％までの出血）で頻脈に加えて頻呼吸がみられるようになる．収縮期血圧は低下しないが拡張期血圧が上昇して脈圧が低下する．また，皮膚の冷汗や湿潤がみられ始めるのもこの時期である．Class Ⅲ（30〜40％までの出血）になってはじめて収縮期血圧が低下し，明らかな頻呼吸や著明な意識状態の変化がみられるようになり，Class Ⅳ（40％を超える出血）になると，その出血量は 2,000 mL 以上にも及び致命的な状態となる．すなわち，血圧が低下し始める Class Ⅲ の段階でショックを認知してもすでに 1,500〜2,000 mL の出血があるためショックの認知としては遅いといわざるを得ない．ショックを早期に認知するためには Class Ⅱ の段階で出現する皮膚所見である，皮膚の蒼白，四肢末梢の湿潤・冷汗を見逃さないことが極めて重要である．したがって，この症例は収縮期血圧 100 mmHg 以上ではあるがショックだと認知しなければならない．そのほかに出血性ショックの早期認知に役立つ観察項目としては，capillary refill time（CRT）（**MEMO 1**）やショック指数（shock index）（**MEMO 2**）があるので診断の補助として活用したい．また，出血性ショックでは初期から不安，不穏や攻撃的な態度などの意識の変調を認めるが，昏睡や無反応状態は脳血流の破綻を意味し，心停止が間近に迫っているととらえる必要がある．

頻脈からショックを早期に認知することの重要性を述べたが，高齢者やβブロッカーを内服している患者では，ショックでも頻脈を呈さないことがある．これらの患者では頻脈を呈することなく，少量の出血で血圧低下をきたすことが多いため，注意が必要である．

MEMO 1

capillary refill time（CRT）

手の爪床を圧迫し，血液の再充満までの時間を測定する．この時間を毛細血管再充満時間 capillary refill time（CRT）という．再充満までに 2 秒以上かかるものは，循環に問題があると判定される．簡便で迅速に循環の評価のできる方法である．

MEMO 2

ショック指数（shock index）

心拍数（回/min）を収縮期血圧（mmHg）で割った値で示される．正常は 0.5 以下であるが，出血性ショックでは 1 を超えることが多い．

出血性ショックの診断と初期対応

外傷初期診療は，JATEC™ に基づいた ABCDE アプローチによる "primary survey と蘇生" をまず行う．先ほどの症例の来院時所見を示す．

primary survey（生理学的徴候）

A（気道）：開通．

B（呼吸）：呼吸数 28 回/min，胸郭運動の左右差なし，胸壁の変形・動揺なし，呼吸の左右差なし，10L リザーバー付き酸素マスクで SpO_2 100%，気管偏位なし，頸静脈怒張なし，皮下気腫なし．

C（循環）：末梢皮膚の冷汗・湿潤著明で橈骨動脈は微弱．脈拍 126 回/min，血圧 70/50mmHg，CRT 3sec，やや不穏状態．

D（中枢神経障害）：GCS E3V2M5，瞳孔 3mm/3mm，対光反射両側迅速，麻痺なし．

E（脱衣と体温管理）：体温 34.8℃．

血液検査所見

WBC 17,520μL，Hgb 12.5g/dL，Hct 37.1%，PLT 178,000/μL，PT 68%，APTT 22.9 sec，fibrinogen 118.0mg/dL，D-dimer 208.4μg/mL，T-BIL 0.8mg/dL，AST 753IU/L，ALT 260IU/L，LDH 1,664IU/L，ALP 178IU/L，CPK 514IU/L，TP 5.4g/dL，ALB 3.0g/dL，BUN 8.5mg/dL，CRE 0.89mg/dL，Na 143mEq/L，K 3.8mEq/L，Cl 107mEq/L，Ca 8.0mg/dL，CRP 0.0，Lac 66.0mg/dL．

動脈血ガス分析

pH 7.291，PaO_2 175mmHg，$PaCO_2$ 31.5mmHg，BE -7.3mmol/L．

primary surveyをまとめると，頻脈とショックの皮膚所見に加えて，血圧が低下し，意識の異常がみられる．また，低体温も出現しており，C, D, Eに異常を認める．

外傷患者のショックでは，①静脈路の確保と初期輸液療法，②胸部および骨盤のポータブルX線検査，③focused assessment with sonography for trauma（FAST）により，循環の維持と出血源の同定を行う．

1. 静脈路の確保と初期輸液療法

ショックを認知した場合，少なくとも2本の太い静脈路を確保する[1]．静脈路確保は，中心静脈は避け末梢静脈を第一選択とする．下大静脈や骨盤骨折による後腹膜出血が想定される場合には，下肢からの輸液は避けることが望ましい（出血を助長しかねない）．輸液路が確保されれば，温めた乳酸リンゲル液もしくは酢酸リンゲル液を1〜2L急速投与することで，失った循環血液量を補うと同時に，輸液による反応から治療方針を決定することができる．JATEC™では，この輸液を「**初期輸液療法**」（MEMO 3）とよんでいる（図2）．初期輸液療法に対する反応性は，血圧と脈拍を用いて評価する．輸液に反応したものは，輸液を維持量へ減量しても循環の変化がないかを観察する．初期輸液療法に対して全く反応がない，あるいは，維持輸液量にした途端に循環が不安定になるものは，相当量の出血が持続していると考えられ，ただちに輸血を開始するとともに，蘇生的な意味での緊急止血術（緊急手術など）が必要となる．

MEMO 3

初期輸液療法

初期輸液療法では，正常血圧を目標に大量輸液を行ってはならない．出血部の止血が行われていないうちは，血圧の上昇が出血を助長する恐れがある．また，小児においては，20mL/kgの初期輸液を行い，その反応をみる．

2. 胸部および骨盤ポータブルX線撮影

外傷患者では外出血，長管骨骨折を除けば，胸腔，腹腔，後腹膜腔のいわゆる"3つの腔"に出血を起こすことが多い．出血性

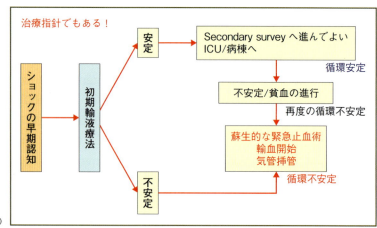

図2　初期輸液療法
　　　（文献3より引用）

ショックを想定した場合，迅速に出血源を同定することが重要で，胸部および骨盤のX線撮影とFAST（後述）はいずれも出血源の同定法である．

　ここでは循環を脅かす病態を中心に読影する．胸部X線では大量血胸の有無を確認し，骨盤X線検査では，不安定型骨盤骨折がないかを評価する．不安定型骨盤骨折があれば，骨盤部後腹膜出血を疑う．この2つのX線検査により，3つの腔のうち，2つに出血がないかを判定することが可能である．

3. focused assessment with sonography for trauma（FAST）

　FASTは，ショックの原因となる腹腔内大量出血，大量血胸，心嚢液貯留を確認することに主眼をおいた超音波検査である．通常，臥位の患者では，解剖学的に低い位置にある，モリソン窩，脾周囲，膀胱直腸窩の3点に出血が貯留する．また初回のFASTが陰性であっても，時間をおいて再度FASTを行うと陽性になることもあり，繰返し検査を行う必要がある．さらに初回FASTに比べてecho free spaceが増大する場合は，腹腔内出血が持続している可能性が高く，緊急止血術が必要となる．一方，FASTや胸部骨盤X線に異常がなくショックが持続する場合は，高位後腹膜出血を念頭におく．特に，膵，腎，腹部大血管損傷および腰椎破裂骨折に伴う後腹膜血腫は，FASTでは検出されにくいため注意が必要である．

　初期輸液療法に反応して循環の安定が得られたものでは，腹腔内の臓器損傷を確認するために腹部CTを実施する．単純CT検査では実質臓器損傷が正しく描出できないことが多く，造影CT（動脈相と平衡相）を実施すべきである．

　本症例では，胸部・骨盤X線には異常なく（図3），初回FASTを施行したところ，モリソン窩にecho free spaceを認めた（図4a）．初期輸液により血圧が98/50mmHgまで上昇するも脈拍は不変であり，輸液を維持量に減量するとすぐに血圧が70台に低下したため，「循環不安定」と判断した．また，2回目のFASTではモリソン窩のecho free spaceが増加し，肝周囲にまで及んだため（図4b），腹腔内大量出血による出血性ショックと診断した．上記検索により，本症例の出血性ショックの出血源は腹腔内と同定された．

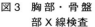
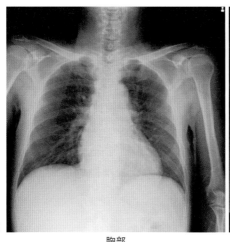
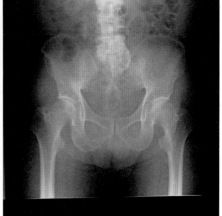

図3　胸部・骨盤部X線検査　　　胸部　　　　　　　骨盤部

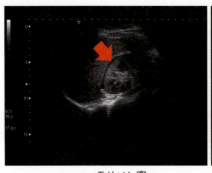

図4　FAST　　　a　モリソン窩　　　b　肝周囲

出血性ショックの治療

●要点：1）輸液に反応しない循環不安定な患者においては，外科的止血術を選択する．
　　　　2）適応に応じて非侵襲的止血と外科的止血を併用することが重要である．

　ショックを早期に認知し，出血源を迅速に同定して，一刻も早く止血を行うことは，出血性ショックを離脱するためには，必要不可欠である．

　本症例は，初期輸液療法が実施されたにもかかわらず，輸液に反応しない「循環不安定」な患者である．このような場合には，ただちに「蘇生的意味での緊急止血術」を行う[4]．いたずらに輸液や輸血の投与を続けてはならない．術前にCT検査を行いたい誘惑に駆られるが，このような「循環不安定」な患者では，CT検査中に心停止を起こす可能性が高く，CT検査は禁忌と考えなければならない．したがって，CT検査を行わず，一刻も早く止血術を行うべきである．また，「循環不安定」な患者の「移動」は，心停止のリスクとなりうるため，手術室が初療室から離れている場合は，resuscitative endovascular balloon occlusion of the aorta（REBOA）を留置してから移動することも考慮してもよい[4]．

　出血性ショックの止血には，非侵襲的止血術（**MEMO 4**）と手術的止血術とがあり，どちらの方法を選択するかを決めなければならない．初期輸液療法に一時的に反応した症例であれば，TAEなどの非侵襲的止血術を選択することも可能であるが，本症例のように循環が不安定で極めて緊急性の高い症例では，開腹による緊急止血を優先させるべきである．非侵襲的止血と外科的止血のいずれが優れているというものではなく，適応に応じて両者を併用することが重要である．

MEMO 4

非侵襲的止血術

　非侵襲的止血法としては，経カテーテル的動脈塞栓術 transcatheter arterial embolization（TAE）が行われる．近年では低侵襲で確実な止血が得られることから，動脈性の出血に対しては好んで行われる止血法である．

ダメージコントロール戦略

● 要点：「外傷死の三徴」がそろう前にダメージコントロール戦略を決断しなければ患者は救命できない．

　循環不安定症例で緊急開腹止血術を要する症例では，患者の生理学的徴候がひどく破綻していることが多く[3] 根本的治療を行おうとすると，しばしば術中もしくは術後に患者を失うことになりかねない．大量出血をきたした外傷患者の治療においては，「**外傷死の三徴**」（図5）（**MEMO 5**）といわれる生理学的指標をもとに手術治療方針を決定しなければならない[4]．「外傷死の三徴」とは，低体温，血液凝固障害，代謝性アシドーシスの3つを指し，これがそろう前に，ダメージコントロール戦略を決断しなければ患者は救命できない．ダメージコントロールとは，可及的な止血と腹腔内の汚染のみをコントロールした簡略化した手術 abbreviated surgery で速やかに手術を終了し，ひき続く集中治療で「外傷死の三徴」を改善し，二期的に根治術を行う治療戦略のことである[4〜6]．重症肝損傷などでは，無理な肝切除を避け，肝周囲ガーゼパッキング（perihepatic packing）による止血を行い，速やかに手術を終了することが重要である[7]．出血性ショックを伴う外傷患者の治療に当たっては，ダメージコントロールという治療戦略の概念を十分に理解しておく必要がある．

　本症例は，腹腔内大量出血による循環不安定症例であり，初療室で気管挿管を行い，大量輸血を開始し（**MEMO 6**），緊急開腹術を行った．すでに「外傷死の三徴」の1つである低体温が存在しており，手術室でダメージコントロール戦略を決定した．開腹すると肝S4を中心にIIIb型損傷を認めたため，perihepatic packing を施行し（図6），一時

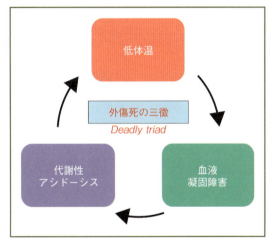

図5　外傷死の三徴 Deadly triad

（文献3より引用）

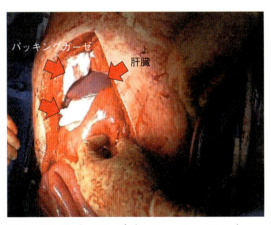

図6　肝周囲パッキング（perihepatic packing）

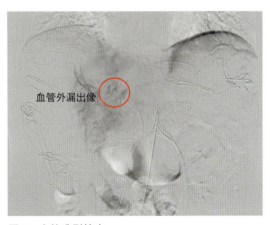

図7　血管造影検査

的閉腹を行って手術を終了した．ガーゼパッキングにより循環が改善した後，血管造影検査で，肝 S4 に動脈性出血を認めたため（**図7**），TAE を施行し，ICU へ入室した．後日，ガーゼ除去術および根治的閉腹術を施行し，全身状態の軽快後，リハビリ目的で他院へ転院となった．

> ### MEMO 5
>
> #### 外傷死の三徴
>
> 外傷死の三徴とは，大量出血に伴い発生する①低体温（深部体温＜35℃），②代謝性アシドーシス（pH＜7.2 または BE＜－15mmol/L）および，③凝固異常（PT，APTT が 50％以上の延長，2～3L の出血または 10 単位以上の輸血）の 3 つの生理学的徴候である．この三徴がそろったケースでは，たとえ熟練した外科医といえども手術を完遂することは不可能となるため，早期に（三徴がそろう前に）ダメージコントロール戦略への方針転換が必要となる．

> ### MEMO 6
>
> #### 外傷の出血性ショックにおける輸血療法
>
> 循環が不安定と判断される場合は，ただちに輸血療法を開始すべきである．近年，RCC：FFP：PC＝1：1：1 の比率を目標に投与する Massive Transfusion Protocol が推奨され，受傷早期からの FFP：PC 投与の重要性が示されている．しかしながら，最適な比率に対しては，いまだ議論がある．また，大量出血患者に対して，トラネキサム酸を補助的に使うことで，線溶系亢進を抑制することが示されており，輸血療法と併用することが望まれる．

おわりに

外傷患者のショックは多くが出血性ショックであり，迅速にショックを認知して，出血部を同定するとともに，一刻も早く止血術を行うことが重要である（**図8**）．循環不安定症例では，止血術を遅らせてはならず，迅速な止血により循環の安定をはかることが必要である．

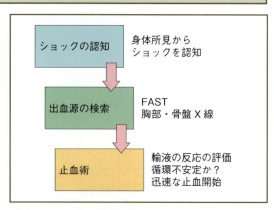

図8　ショックの診療手順

[文 献]
1) 日本外傷学会外傷初期診療ガイドライン改訂第5版編集委員会 編：第3章 外傷と循環．"外傷初期診療ガイドライン JATEC 改訂第5版"．へるす出版，pp45-62，2016
2) American College of Surgeons Committee on Trauma：Trauma Evaluation and Management（TEAM）：Program for Medical Students；Instructor teaching guide. American College of Surgeons, Chicago, 1999
3) 外傷外科手術治療戦略（SSTT）コース運営協議会 編：第2章 外傷外科手術に必要な多発外傷患者の生理学，第3章 外傷初期診療と治療戦略の決定．"外傷外科手術治療戦略（SSTT）コース公式テキストブック"．へるす出版，pp5-14，2013
4) 日本外傷学会外傷専門診療ガイドライン編集委員会 編：第2章 外傷治療戦略．"外傷専門診療ガイドライン JETEC"．へるす出版，pp81-89，2014
5) Shapiro MB, Jenkins DH, Schwab CW et al：Damage control：collective review：J Trauma 49：969-978, 2000
6) Mattox KL, Moore EE, Feliciano DV："Trauma 7th ed". McGraw-Hill, New York, 2013
7) 渡部広明：肝損傷に対するガーゼパッキング術　ダメージコントロールサージェリーとしてのperihepatic packing. 救急医学 35：315-321, 2011

特集 エキスパートに学ぶショック管理のすべて

アドバンス編—重症患者のショック管理をワンランクアップさせるために—

Ⅰ. 各種ショックの病態生理と臓器障害

1. 循環血液量減少性ショック

b) 非出血性循環血液量減少性ショック

1) 東海大学医学部付属八王子病院 救急センター・救命救急医学, 2) 同　腎内分泌代謝内科

きたはら　おさむ　　　　あ べ ま き こ　　　　いのうえしげあき
北原　理[1], 阿部麻記子[2], 井上茂亮[1]

Key words 非出血性循環血液量減少性ショック, RUSH, 過剰輸液, FALLS プロトコール

point

▶ 病態の主座は水分の「摂取不足」と「喪失」である.

▶ 診断と治療は RUSH & FALLS プロトコールを用いてドラスティックに行う.

症例提示

症　例：81歳，男性

主　　　訴　体動困難.

現　病　歴　高血圧・糖尿病・脂質異常症で近医通院中.
搬送前日より体動困難を認め，搬送当日になっても症状の改善乏しく家族の介助でかかりつけ医療機関を受診した. 検査上高血糖の所見を認めたため高血糖緊急症疑いで当院に紹介搬送となった. 普段から内服薬の飲み忘れがあり，搬送される2週間ほど前より口渇・多飲の症状があった.

表1　来院時血液データ

血液ガス（酸素 6L/min）
pH 7.25, $PaCO_2$ 26mmHg, BE −14.8mmol/L, HCO_3^- 11.0mmol/L, Lac 3.6mmol/L
血算
WBC $9.7 \times 10^4/\mu L$, RBC $4.51 \times 10^6/\mu L$, Hb 15.5g/dL, Ht 46.3%, Plt $13.5 \times 10^4/\mu L$
生化学
AST 30IU/L, ALT 24IU/L, Cr 2.29mg/dL, BUN 65mg/dL, 血糖 697mg/dL Na 150mEq/L, K 5.5mEq/L, Cl 109mEq/L, CRP 0.21mg/dL
尿定性
蛋白±, 糖4+, ケトン2+

既 往 歴	高血圧，糖尿病，脂質異常症，くも膜下出血.
来院時現症	JCS 1，GCS 14（4-5-6），呼吸数 36 回/min，心拍数 107 回/min，血圧 92/52mmHg，体温 36.2℃，SpO₂ 100%（室内気）.
	胸　部：呼吸音；明らかな wheeze や crackles は聴取しない.
	心　音：明らかなⅢ・Ⅳ音・雑音を聴取しない.
	腹　部：平坦，軟. 明らかな圧痛は認められず.
	皮膚の乾燥著明.

ショックの病態

●要点：非出血性循環血液量減少性ショックの原因として脱水，すなわち水分の「摂取不足」と「喪失」を考える.

■ 1．水分摂取の不足

水分摂取の不足によるショックはさまざまな原因で活動性が低下した高齢者によくみられるが，在宅中心静脈栄養や長期の入院の不適切な輸液管理でも起こりうる.

■ 2．水分の喪失

水分の喪失によるショックでは原因は多岐にわたるが，「腎性」と「腎外性」に分けて考えるとよい.

（1）腎　性

高血糖（糖尿病）による浸透圧利尿や尿崩症，高カルシウム血症などといった抗利尿ホルモンへの作用の影響が原因で脱水が起き

る. また利尿薬の服用といった薬剤性でも起きるため常用薬の確認は必ず行う.

（2）腎外性

膵炎やイレウスなどの消化器疾患では，下痢や嘔吐，腸管浮腫や腹水がみられ脱水が起きる. また熱中症や熱傷では皮膚からの水分の喪失が起こる.

また非出血性循環血液量減少性ショックは他のショックが合併していることがある. 特に感染症を契機として全身状態が悪化し脱水となった症例では，敗血症性ショックを併発している可能性が高く，高齢者[1,2]や糖尿病，脳梗塞[3]，悪性腫瘍[4]を基礎疾患とした患者では免疫機能が低下しているため注意を要する.

初期対応には「サルも聴診器」！

●要点：ショックの患者には「サルも聴診器」を意識して対応する.

ショックを認知した場合，まずは静脈路確保を行う. 末梢静脈からの輸液路確保が基本となるが，点滴針が太いほど輸液のスピードは早くなるため，太い留置針（18G 以上が望ましい）を 2 本以上使用する.

ここでショックの患者に対する基本的な対応を示した語呂「サルも聴診器」を紹介する[5]. 「さ（酸素）」，「る（ルート）」，「も（モニター）」，「ちょう（超音波）」，「しん（心電

図）」，「き（胸部 X 線ポータブル）」を行えば，ショックの患者に対し基本的な対応は可能となる.

非出血性循環血液量減少性ショックに対し用いる輸液製剤は生理食塩水や調整晶質液（乳酸リンゲル液，酢酸リンゲル液）が基本である. 生理食塩水の大量投与は高クロール性代謝性アシドーシスやクロールによる腎障害を起こすことがあり[6]，また乳酸リンゲル

液はショックの場合組織低酸素を悪化させるリスクがあることから可能であれば酢酸リンゲル液を選択する（MEMO）．

前述したとおり脱水症には他のショック，特に敗血症性ショックの合併している可能性がある．そのため身体所見や血液検査，画像検査所見から総合的に判断し，迅速な各種細菌培養検査の提出と適切な抗菌薬投与が必要である．

MEMO

ショックにおける初期輸液療法として，生理食塩水と調整晶質液（balanced crystalloid）のどちらを用いるべきか？

ショックに対する初期輸液として，アルブミン製剤やヒドロキシエチルデンプン（HES）製剤などの膠質液と，生理食塩水や調整晶質液などの晶質液の2つに大きく分かれる．近年の大規模臨床研究では，初期輸液に晶質液を用いることで一定のコンセンサスが得られている[18〜21]．しかしながら，晶質液の中で生理食塩水と調整晶質液のどちらを用いるべきかに関してはまだ結論に至っていない．近年の大規模臨床研究ではYunosら[22]によるオーストラリアの単一施設のICUで行われた前向きオープンラベル研究が挙げられる．この前後比較試験では，標準的な輸液療法をコントロール群，クロール（Cl）濃度の高い輸液群（0.9％生理食塩水，4％ succinylated gelatin液，4％アルブミン液），Cl濃度の低い輸液群（乳酸リンゲル液，Plasma-Lyte 148，20％アルブミン液）とを比較した．Cl制限群では急性腎障害の発症（オッズ比0.52，95％信頼区間0.37〜0.75，$p<0.001$）と腎代替療法の必要頻度（オッズ比0.52，95％信頼区間0.33〜0.81，$p=0.004$）の減少を示した．

一方でYoungら[23]によるニュージーランドの4つのICUで行われた二重盲検，クラスター無作為化，二重クロスオーバー試験（SPLIT study）では生理食塩水群とPlasma-Lyte 148を使用した緩衝晶質液群とを比較した．急性腎障害の発症（絶対差0.4％，95％信頼区間−2.1〜2.9；相対危険度1.04，95％CI 0.80〜1.36，$p=0.77$）や腎代替療法の必要数（絶対差−0.1％，95％CI −1.6〜1.4；相対危険度0.96，95％信頼区間0.62〜1.50，$p=0.91$）ではいずれも有意差はみられなかった．これはYunosらの研究の結果と異なり，調整晶質液は生理食塩水に対し急性腎障害のリスクを下げないという結果となったが，この研究では対象患者に術後患者を多く含んでおり，また重症度も比較的高くないことが影響している可能性がある．そのため現時点では生理食塩水と調整晶質液のどちらが望ましいか不明な点はあるが，筆者としては特別な理由がなければ生理食塩水を選択する必要性は乏しいと考える．

特徴的な身体所見・検査所見は？

●要点：脱水を疑ったら口腔内や腋窩も診察を行う．

脱水は詳細な病歴聴取やバイタルサインからある程度疑うことは可能ではあるが，身体所見や血液検査などを用いて総合的に判断する．

身体所見として脱力，意識障害，眼窩の窪み，口腔粘膜や皮膚の乾燥，ツルゴールの低

下などが挙げられる．特に口腔粘膜や舌の乾燥，舌縦皺といった口腔内所見は感度が高く，また腋窩の乾燥は特異度が高い[7〜9]．一方，皮膚のツルゴールの低下や毛細血管再充満時間（capilary refilling time：CRT）の延長はよく知られているが感度・特異度は高くないとされている[10]．

血液検査としてはヘマトクリット値や血清蛋白質，尿素窒素（blood urea nitrogen：BUN）の上昇が挙げられる．BUN/Crの比が20以上の場合，循環血液量減少を示唆する所見として有名であるが，消化管出血や感染・術後による異化亢進の状態でもみられるため解釈に注意が必要である．

ショックの鑑別にはRUSH examを！

●要点：ショックの鑑別には超音波を用いてRUSH examを行う．

超音波検査は簡便であり，その他のショックを鑑別するにも有用な検査である．ここで迅速超音波検査（rapid ultrasound in shock：RUSH exam）を紹介する[11]．RUSH examとはショックの原因を系統的に検索するもので，①pump（左室駆出率，右室拡大，心タンポナーデ），②tank（inferior vena cava：IVC, focused assessment with sonography for trauma：FAST），③pipes（大動脈内のflapや瘤，深部静脈血栓）を確認する．出血の有無にかかわらず循環血液量減少を認識するにはIVCの確認が有用である．測定部位は右房とIVCの境界部から2〜3cm尾側のところで計測を行う．下大静脈径が1.5cm

表2　下大静脈径の呼吸性変動と中心静脈圧との関係

IVC径	呼吸性変動	中心静脈圧
<1.5cm	>50%	0〜5mmHg
1.5〜2.5cm	>50%	5〜10mmHg
1.5〜2.5cm	<50%	10〜15mmHg
>2.5cm	ほとんどなし	15〜20mmHg

（文献12を参照して作成）

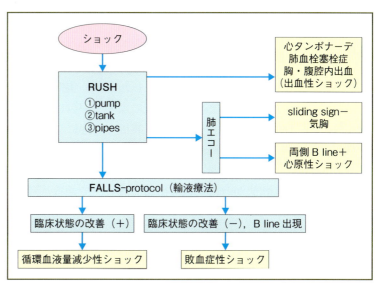

図1　RUSH & FALLSプロトコール
　　（文献12，17を参照して作成）

以下で 50％以上の呼吸性変動が認められた場合は，中心静脈圧は 5 mmHg 以下となる（**表2**）[12]．そのためショックを呈している患者でこのような所見が認められたときには，循環血液量減少性ショックや敗血症が原因である血液分布異常性ショックである可能性を考える．

また以下で紹介する FALLS プロトコールと合わせて，RUSH & FALLS プロトコールで診断と治療の展開を行う（**図1**）.

治療の要は輸液療法

●**要点：治療は初期輸液療法を中心にモニタリングしながら過剰輸液を避ける.**

初期輸液療法が治療の柱である．最初の段階での指標は血圧や脈拍数を用いて評価を行う．輸液をすることで低血圧の状態を是正できれば first step は達成したと考える．しかし，初期輸液療法を行っても状態の改善がみられない場合は敗血症性ショックの可能性を必ず念頭に入れておく必要がある．敗血症性ショックでは，細菌からのエンドトキシンやマクロファージなどの免疫応答細胞が産生するサイトカインなどが血管内皮細胞に作用し[13, 14]，血管拡張と血管透過性亢進がひき起こされ，末梢血管抵抗は低下する．敗血症の患者ではボーラス投与を行った後 1 時間の時点で晶質液の約 5％程度しか残っていないとされている[15, 16]．そのため循環動態の改善を大量の輸液負荷のみにこだわると過剰輸液となる．過剰輸液は死亡率の上昇との関連があり盲目的な大量輸液は避けたい．可能であればフロートラックセンサー® や PiCCO® カテーテルなどを用いて一回拍出量変動（stroke volume variation：SVV）や脈圧変動（pulse pressure variation：PPV）といった動的指標をモニタリングし，循環作動薬を併用しながら循環動態を観察することが望ましい．

迅速！簡便！ FALLS プロトコール

●**要点：治療も超音波を用いて FALLS プロトコールで迅速かつ簡便に行う.**

しかし，上述したような動的指標を救急外来のすべての患者に行うことは難しい．ここでは超音波を用いた FALLS（fluid administration limited by lung sonography）プロトコール[17] を紹介する．ショックに対し超音波を用いて鑑別することは先ほど紹介したRUSH と似ているが，大きな違いは輸液による反応を臨床所見と肺エコーを用いて評価し，循環血液量減少性ショックか敗血症性ショックかを区別しようとするものである．輸液を負荷し臨床状態が改善すれば循環血液量減少性ショックを考える．しかし，輸液負荷による改善がみられず肺エコーで B line がみられれば，輸液が過剰になっている可能性があり敗血症性ショックでの輸液治療の手助けとなる．

実際の臨床現場では RUSH と FALLS を使い分ける必要はなく，RUSH＋肺エコーで迅速にショックの鑑別を行い，輸液による反応性を FALLS プロトコールで評価すれば，診断から治療までを簡便かつ迅速に行うことができると考える（**図1**）.

症例の経過

来院時ショックの状態を呈していたことから前医より行われていた細胞外液投与を継続し行った．身体所見および血液検査所見などより，糖尿病性ケトアシドーシスおよび脱水による循環血液量減少性ショックと考えた．

そのため輸液療法を行いつつインスリン持続静脈注射を開始した．ER を退出する時点で肺うっ血になることもなく血圧の改善を認め，ICU に入室となった．

［文　献］

1) Inoue S, Suzuki K, Komori Y et al：Persistent inflammation and T cell exhaustion in severe sepsis in the elderly. Crit Care 18：R130, 2014

2) Inoue S, Suzuki-Utsunomiya K, Okada Y et al：Reduction of immunocompetent T cells followed by prolonged lymphopenia in severe sepsis in the elderly. Crit Care Med 41：810-819, 2013

3) Meisel C, Meisel A：Suppressing immunosuppression after stroke. N Engl J Med 365：2134-2136, 2011

4) Hotchkiss RS, Karl IE：The pathophysiology and treatment of sepsis. N Engl J Med 348：138-150, 2003

5) 林　寛之：recipes 24 ニューモニクスで覚える裏技 ABCD．"ER の裏技 極上救急のレシピ集 第 1 版．株式会社シービーアール，pp180-193，2003

6) Allen SJ：Fluid therapy and outcome：balance is best. J Extra Corpor Technol 46：28-32, 2014

7) Gross CR, Lindquist RD, Woolley AC et al：Clinical indicators of dehydration severity in elderly patients. J Emerg Med 10：267-274, 1992

8) Kinoshita K, Hattori K, Ota Y et al：The measurement of axillary moisture for the assessment of dehydration among older patients：a pilot study. Exp Gerontol 48：255-258, 2013

9) Shimizu M, Kinoshita K, Hattori K et al：Physical signs of dehydration in the elderly. Intern Med 51：1207-1210, 2012

10) Schriger DL, Baraff L：Defining normal capillary refill：variation with age, sex, and temperature. Ann Emerg Med 17：932-935, 1988

11) Perera P, Mailhot T, Riley D et al：The RUSH exam：Rapid Ultrasound in SHock in the evaluation of the critically Ill. Emerg Med Clin North Am 28：29-56, vii, 2010

12) Weekes AJ, Zepata RJ, Napolitano A：Symptomatic hypotension：ED stabilaization and the emerging role of sonography. Emergency Medicine Practice 9：1-28, 2007

13) Remick DG：Pathophysiology of sepsis. Am J Pathol 170：1435-1444, 2007

14) Sagy M, Al-Qaqaa Y, Kim P：Definitions and pathophysiology of sepsis. Curr Probl Pediatr Adolesc Health Care 43：260-263, 2013

15) Sanchez M, Jimenez-Lendinez M, Cidoncha M et al：Comparison of fluid compartments and fluid responsiveness in septic and non-septic patients. Anaesth Intensive Care 39：1022-1029, 2011

16) Bark BP, Öberg CM, Grände PO：Plasma volume expansion by 0.9％ NaCl during sepsis/systemic inflammatory response syndrome, after hemorrhage, and during a normal state. Shock 40：59-64, 2013

17) Lichtenstein D：FALLS-protocol：lung ultrasound in hemodynamic assessment of shock. Heart Lung Vessel 5：142-147, 2013

18) Perner A, Haase N, Guttormsen AB et al；6S Trial Group；Scandinavian Critical Care Trials Group：Hydroxyethyl starch 130/0.42 versus Ringer's acetate in severe sepsis. N Engl J Med 367：124-134, 2012

19) Annane D, Siami S, Jaber S et al；CRISTAL Investigators：Effects of fluid resuscitation with colloids vs crystalloids on mortality in critically ill patients presenting with hypovolemic shock：the CRISTAL randomized trial. JAMA 310：1809-1817, 2013

20) Caironi P, Tognoni G, Masson S et al；ALBIOS Study Investigators：Albumin replacement in patients with

severe sepsis or septic shock. N Engl J Med 370：1412-1421, 2014
21) Rhodes A, Evans LE, Alhazzani W et al：Surviving Sepsis Campaign：International Guidelines for Management of Sepsis and Septic Shock：2016. Intensive Care Med 43：304-377, 2017
22) Yunos NM, Bellomo R, Hegarty C et al：Association between a chloride-liberal vs chloride-restrictive intravenous fluid administration strategy and kidney injury in critically ill adults. JAMA 308：1566-1572, 2012
23) Young P, Bailey M, Beasley R et al；SPLIT Investigators；ANZICS：Effect of a Buffered Crystalloid Solution vs Saline on Acute Kidney Injury Among Patients in the Intensive Care Unit：The SPLIT Randomized Clinical Trial. JAMA 314：1701-1710, 2015

特集 エキスパートに学ぶショック管理のすべて

アドバンス編—重症患者のショック管理をワンランクアップさせるために—

Ⅰ. 各種ショックの病態生理と臓器障害

2. 心原性ショック

熊本大学医学部附属病院 救急・総合診療部 **笠岡俊志**（かさおかしゅんじ）

Key words 急性全身性循環不全，心拍出量低下，急性冠症候群，補助循環法

point

▶ ショックの診断には血圧低下とともに組織低灌流サインの評価が重要であり，緊急で12誘導心電図と心エコー図検査を実施する．

▶ 救急外来では迅速にバイタルサインをチェックして，心電図と血圧のモニターを開始する．

▶ 循環動態と呼吸状態の安定化を図りつつ原疾患に対する根本的治療の実施が救命には不可欠である．

はじめに

ショックとは「原因の如何を問わず，**急性全身性循環不全**により臓器・組織の生理機能や細胞機能を維持できなくなった状態」と定義され，そのうち心原性ショックは心臓のポンプ機能の障害により心拍出量が低下して起こるショックである．心拍出量低下の原因は，心筋梗塞などの心筋への直接的な障害，弁膜症による血流障害，不整脈による有効な心拍数の低下などさまざまである．心原性

ショックは予後不良の病態であり，早期医療介入によりショックを回避することとともに，ショックの原因を適切に診断して初期診療に続く根本的治療に結びつけることが救命には不可欠である．

本稿では心原性ショックの症例を提示し，病態と診断，初期診療および治療戦略のエッセンスについて概説する．

症例提示

症　例：66歳，男性

現　病　歴　仕事中に突然，前胸部圧迫感を自覚し安静にして様子をみていたが改善せず，息苦しさを伴うようになったため，職場の同僚が119番通報した．救

来院時所見	急隊が現場到着時には，患者はソファーに横たわり，呼名反応はあるが，呼吸は努力様で脈拍 120/min，血圧 80/60mmHg，呼吸数 24/min，経皮的酸素飽和度（SpO₂）88%（室内空気）であった．ただちにリザーバー付き酸素マスク 10L/min で酸素投与が開始され，救命救急センターに搬送された．来院時のバイタルは，脈拍 120/min，血圧 60/40mmHg，呼吸数 24/min，SpO₂ 90%（酸素 10L/min 投与下）で，四肢冷感を認めた．胸部の聴診で両側肺野に湿性ラ音を聴取した．12 誘導心電図では I，aVL，V₁～V₆ に ST 上昇を認め，心エコー図検査では左室の前壁中隔および側壁に壁運動の著明な低下を認めた．

ショックの病態と診断

● **要点：1）血圧低下とともに組織低灌流サインの評価をする．**

2）12 誘導心電図と心エコー図検査は不可欠である．

血液循環は，心臓のポンプ機能，循環血液量，体血管抵抗の三要素で構成されており，これらの要素のいずれかの異常によりショックが発生する[1]．ショックの診断において臨床的には収縮期血圧の低下が重要な徴候ではあるが，ショックの発生初期には代償機序がはたらき血圧の低下が抑制されることもある．そのため，**全身的な組織低灌流**によって発生する徴候（意識障害，乏尿，血中乳酸値の上昇など）を適切に評価することが重要である．ショックの特徴的な臨床症状として，蒼白（palar），虚脱（prostration），冷汗（perspiration），脈拍触知不能（pulseless），呼吸不全（pulmonary insufficiency）の 5P が知られている．

本年 3 月に日本循環器学会から公表された「**急性・慢性心不全診療ガイドライン（2017 年改訂版）**」によれば，心原性ショックは出血や脱水などに伴う循環血漿量の低下や前負荷不足を除外され，収縮期血圧が 90mmHg 未満，あるいは平均動脈圧 65mmHg 未満で組織低灌流サインが認められる状態とされている[2]．組織低灌流のサインとして，身体所見のみならず，血中乳酸値上昇（2mmol/L，18mg/dL）を参考にするとともに，すべての心原性ショック患者には緊急で 12 誘導心電図と心エコー図検査を行い，原因疾患の同定およびそれに対する治療も並行して行う必要があるとされている．さらに，心原性ショックの原因を検索するため

表1 心原性ショックの原因診断に有用な検査

・心筋障害：心筋梗塞，心筋症，心筋炎など
　—心エコー，12 誘導心電図，心筋障害マーカー（CK-MB，トロポニン）
　—心臓カテーテル検査（冠動脈造影）
・弁膜症：大動脈弁狭窄，僧帽弁逆流など
　—心エコー，胸部 CT
　—心臓カテーテル検査
・不整脈：洞不全症候群，房室ブロック，心室頻拍など
　—12 誘導心電図
　—心臓電気生理学的検査

（文献 1 より引用）

に，胸部単純X線撮影，心筋障害マーカー（CK-MB，トロポニン）の測定，CT検査，冠動脈造影などを適宜組合せて実施する．**表1**に心原性ショックの原因診断に有用な検査を示す．

　提示した症例は，急性心筋梗塞による心原性ショックの症例である．心電図および心エコー図所見より，心筋梗塞の範囲は広範囲前壁であり責任冠動脈病変は左前下行枝の近位部が疑われる．広範囲前壁梗塞は心原性ショックから突然死を起こしやすい病態であり，緊急的な初期対応が救命には不可欠である．

初期対応

●要点：1）バイタルサインをチェックしてモニターを開始する．

**　　　　2）気管挿管による人工呼吸の適応を考慮する．**

　ショックを伴う急性心不全の初期診療では，診断と治療の同時進行の対応が求められる．救急外来では迅速にバイタルサインをチェックし，心電図，経皮的酸素飽和度（パルスオキシメータ）および血圧のモニターを開始する．動脈ラインによる持続的血圧モニターが望ましい．心不全の病態診断のためには，病歴聴取，身体診察（心音や呼吸音の聴診など）とともに，血液検査（BNP，血液ガス分析など），胸部X線，12誘導心電図および心エコー図検査が不可欠である．肺うっ血や肺水腫による低酸素血症を伴う場合にはパルスオキシメータで酸素飽和度をモニターしながらまず酸素投与を行うが，無効の場合には気管挿管を考慮する．心原性肺水腫に対する非侵襲的陽圧換気（noninvasive positive pressure ventilation：NPPV）の有用性が報告されているが[3]，ショック患者では気管挿管を優先すべきである．急性心不全患者の多くは救急外来における初期診療にひき続き，集中治療室に入院し循環管理を中心とした集中治療を受ける．従来，冠動脈疾患集中治療室（coronary care unit：CCU）とよばれ急性心筋梗塞患者を収容するユニットであったが，現在ではさまざまな急性心血管疾患患者を収容するユニット（cardiovascular intensive care unit：CICU）として活用されている[4]．

　上述した診療ガイドラインによれば[2]，体液貯留が認められない心原性ショック患者では補液を試みる．また第一選択はドブタミンで，昇圧を確実にするためにノルアドレナリンの併用が推奨される．両心不全の場合は，PDEⅢ阻害薬の併用を検討する．また，β遮断薬投与中の患者にもPDEⅢ阻害薬は選択肢となる．このような薬物治療が無効であれば，補助循環装置の使用を検討すべきである．しかしながら，心原性ショックを合併した急性心筋梗塞患者に大動脈内バルーンパンピング（intra aortic baloon pumping：IABP）の有効性が認められなかったとする報告（IABP-SHOCKⅡ試験）もあり[5]，IABPをルーチンに用いることは推奨されない．患者の予後は，治療それ自体よりも心原性ショックの原因や病態に依存することが多いとされる．

　提示した症例は心原性肺水腫による呼吸不全も合併している．薬物治療による血圧の上昇，酸素投与による動脈血酸素飽和度の上昇を認めなければ，気管挿管による人工呼吸が必要である．低酸素血症は循環不全の増悪因子になるので迅速に改善させる必要がある．内科的治療に反応しない場合には，IABPや経皮的心肺補助法（percutaneous cardio-pulmonary support：PCPS）などの**補助循環法**の実施を考慮する．

治療戦略

● 要点：1）循環動態と呼吸状態の安定化と根本的治療の実施をする．
　　　　2）時間軸を意識した救急専門医と循環器専門医のチームワークが大切である．

心原性ショックの治療戦略として，薬物療法や補助循環装置の使用で循環動態の安定化を図るとともに，原疾患を同定して根本的治療を施すことである．特に急性冠症候群や急性弁膜症などに対するカテーテル治療や緊急手術の適応を迅速に決定することが重要である．

図1に，上述した診療ガイドラインにおける「急性心不全に対する初期対応から急性期対応のフローチャート」を示す．トリアー

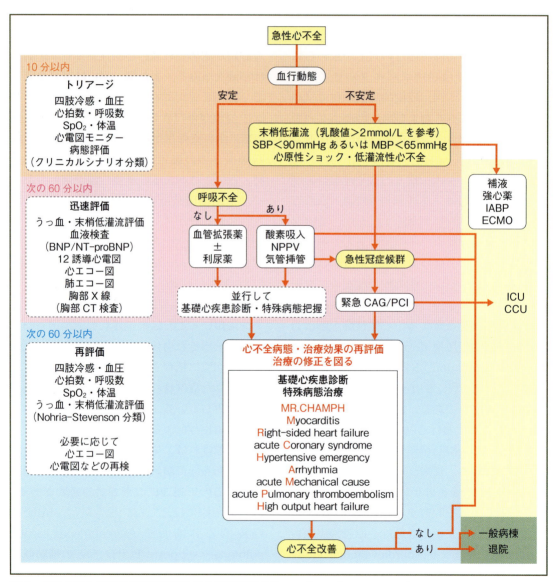

図1　急性心不全に対する初期対応から急性期対応のフローチャート　　　　（Mebazaa A, et al. 2016 より改変）

表2 心原性ショック患者に対する治療の推奨とエビデンスレベル

	推奨クラス	エビデンスレベル	Minds 推奨グレード	Minds エビデンス分類
補助循環の装着できる設備の整ったICU/CCU への搬入	I	C	B	VI
心電図と動脈血圧の連続モニター	I	C	B	VI
体液貯留が認められない患者における生理食塩水あるいはリンゲル液の急速輸液（15～30 分で 200mL 以上）	I	C	B	V
心拍出量を増加させるための強心薬（ドブタミン）投与	IIa	B	B	III
末梢循環不全が改善しない患者で収縮期血圧を維持するための血管収縮薬（ノルアドレナリン）投与	IIa	B	B	III
IABP のルーチン使用	III	B	D	II
患者の年齢，高次脳神経機能，合併症，社会的要因を考慮したうえでの補助循環の短期使用	IIb	C	C1	VI

ACS に関しては，ST 上昇型急性心筋梗塞の診療に関するガイドライン（2013 年改訂版）および非 ST 上昇型急性冠症候群の診療に関するガイドライン（2012 年改訂版）に準ずる．
「日本循環器学会/日本心不全学会合同ガイドライン．急性・慢性心不全診療ガイドライン（2017 年改訂版）．
http://www.j-circ.or.jp/guideline/pdf/JCS2017_tsutsui_h.pdf（2018 年 3 月閲覧）」

ジを迅速に実施して，早期に治療介入し，循環動態と呼吸状態の安定化を図ることが重要である．循環動態の安定化を図るため薬物療法とともに補助循環法の併用を積極的に考慮する．心原性ショックの原因として頻度の高い急性冠症候群の診断を迅速に行い，再灌流療法（PCI）までの時間を短縮することも予後改善に重要である．また，**Swan-Ganz カテーテル**による血行動態のモニタリングについてはルーチンの導入は推奨されなくなったが，適切な輸液に速やかに反応しない心原性ショックでは強く推奨されている．**表2** に心原性ショック患者に対する治療の推奨とエ

ビデンスレベルを示す．補助循環の装着できる設備の整った ICU/CCU への搬入，心電図と動脈血圧の連続モニター，体液貯留が認められない患者における急速輸液はクラス I の推奨とされている．

提示した症例は心原性ショックの原因である心筋虚血に対する緊急治療が不可欠であり，緊急冠動脈造影にて責任病変を同定し，再灌流療法（PCI）が実施された．救急外来に入室してから PCI 実施までの時間を短縮するために，**救急専門医と循環器専門医のチームワーク**が重要である．

TOPICS

　循環補助用心内留置型ポンプカテーテル（Impella®）は，大腿動脈から左心室内に挿入・留置し，左心室から直接脱血し，上行大動脈に送血することにより体循環を補助するカテーテル式の血液ポンプであり[6]，近年わが国でも臨床使用が可能となった．小型の軸流ポンプを内蔵しており，左室内から脱血し上行大動脈へ送血することで左心バイパスを確立するため，肺うっ血の改善が期待できる．米国では高リスク冠動脈形成術施行時にも使用可能であるが，わが国では心原性ショックに使用が限定されている．今後その使用方法や経験を積んでショック例に対する有用性を検証していく必要がある．

おわりに

　心原性ショックは予後不良の病態であるが，迅速で適切な初期対応と時間軸を意識した根本的治療の実施により予後改善が期待できる．

[文　献]

1）笠岡俊志：心原性ショックの診断．ICU と CCU 41：553-558, 2017
2）日本循環器学会/日本心不全学会合同ガイドライン：急性・慢性心不全診療ガイドライン（2017 年改訂版）
　http://www.j-circ.or.jp/guideline/pdf/JCS2017_tsutsui_h.pdf
3）Masip J, Betbesé AJ, Páez J et al：Non-invasive pressure support ventilation versus conventional oxygen therapy in acute cardiogenic pulmonary oedema：a randomised trial. Lancet 356：2126-2132, 2000
4）Kasaoka S：Evolved role of the cardiovascular intensive care unit（CICU）. J Intensive Care 5：72, 2017
5）Thiele H, Zeymer U, Neumann FJ et al；Intraaortic Balloon Pump in cardiogenic shock II（IABP-SHOCK II）trial：Intra-aortic balloon counterpulsation in acute myocardial infarction complicated by cardiogenic shock（IABP-SHOCK II）：final 12 month results of a randomised, open-label trial. Lancet 382：1638-1645, 2013
6）Lemaire A, Anderson MB, Lee LY et al：The Impella device for acute mechanical circulatory support in patients in cardiogenic shock. Ann Thorac Surg 97：133-138, 2014

特集 エキスパートに学ぶショック管理のすべて

アドバンス編—重症患者のショック管理をワンランクアップさせるために—

Ⅰ．各種ショックの病態生理と臓器障害

3. 心外閉塞性ショック

鹿児島市立病院 救急科　**吉原秀明**
よしはらひであき

Key words 心タンポナーデ，緊張性気胸，肺血栓塞栓症

point

▶ 心外閉塞性ショックの管理は，ショックに対する治療と同時に速やかに原因除去を行うことが重要であり，治療のタイミングを逸すると死に直結する．

▶ 限定された時間内での鑑別に超音波検査は強力な診断ツールとなりうる．

はじめに

　ショックとは，組織の酸素需要に対して不十分な酸素供給状態となった細胞レベルにおける進行性の低灌流状態である．ショックを早期に認識して，効果的に治療が開始されなければ，臓器障害が不可逆性となり死に至る．ショックは循環障害の要因により，①循環血液量減少性ショック，②血液分布異常性ショック，③心原性ショック，④心外閉塞性ショックの4つに分類される．

　心外閉塞性ショックとは，心原性ショック

と同様に，心臓が障害されて起こるショックである．しかし，心原性ショックと異なり，心外閉塞性ショックは心臓自体には問題がなく，心臓の外側で起きた問題により静脈還流が低下し，心臓充満が障害されることにより心拍出量の低下から組織循環の低下を招き，ショック状態に至る病態である[1]．本稿では，心外閉塞性ショックを起こしうる主な病態として緊張性気胸，心タンポナーデ，肺血栓塞栓症について取り上げる．

心外閉塞性ショックへの初期対応

● **要点：1） ショックを早期に認知し，治療を開始しながら鑑別を進める．**
　　　　2） 適切な輸液管理には迅速な心原性ショックとの鑑別を要する．

　頻呼吸，橈骨動脈の脈拍減弱または消失，皮膚の湿潤や冷感，意識レベルの低下などからショックを認知する．血圧低下はショックに必須の所見ではないことに注意する．まずは，10L/min 以上の高濃度酸素投与，静脈

路確保，モニタリング装着などを行いながらショックの鑑別と治療を進める．ショックで頸静脈の怒張を認めた場合には，心原性ショックと心外閉塞性ショックを鑑別する．心原性ショックとの鑑別には，起坐呼吸の有

無，肺野の聴診で水泡音（coarse crackle）の有無などの身体所見，およびRUSH（Rapid Ultrasound in SHock）exam[2]などのショック鑑別のための超音波検査プロトコルが有用である．心原性ショックが否定されれば，細胞外液の急速輸液を開始する．心拍出の維持のためには静脈圧を高く保たねばならない．

病態別の対応

●要点：1）心外閉塞性ショックの主な病態には，心タンポナーデ，緊張性気胸，肺血栓塞栓症がある．

　　　　2）各病態の迅速な鑑別と治療には，身体所見と超音波検査が有用である．

■ 1．心タンポナーデ

（1）診 断

重要な臨床所見は奇脈である．奇脈があると吸気時に収縮期血圧が 10 mmHg 以上低下する．Beck の三徴（頸静脈怒張，心音減弱，血圧低下）もよく知られているが，徴候すべてが揃うことは少なく，心音は減弱していないことが多い．その他，頻脈，脈圧減少，心膜摩擦音（心膜膜炎の場合）などを呈することがある．

心電図では洞性頻脈を呈し，全誘導で低電位を認める．また，心嚢内貯留液が大量の場合，まれに心臓の揺れ動くような動きを反映して電気的交互脈を認めることがある[3]．急性心膜炎では広範囲の誘導で ST 上昇を認める．

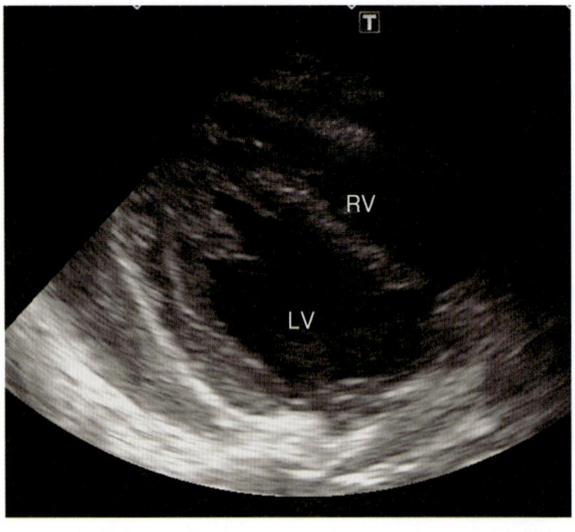

心臓超音波検査は診断に極めて有用で，心嚢内貯留液像の描出と**低圧系である右心系の圧迫**が観察される（**図 1**）[4]．また，静脈還流の低下により下大静脈の拡張像を認め，下大静脈径の呼吸性変動も乏しくなる[5]．胸部 X 線写真での心拡大は明らかでないこともある．また，顕著な肺うっ血も認めない．胸部 CT 検査では，心嚢内貯留液像を認める．貯留液の性状で CT 値は異なり，漏出液では CT 値は低いが血液では高い．

（2）初期治療

心臓超音波検査などで，心タンポナーデの診断がつけば，心嚢ドレナージを行う．心嚢穿刺は心臓前面に 10 mm 以上ある場合に行うことを原則とする．心嚢穿刺は超音波ガイド下に行うことで，最適な穿刺部位，穿刺角度を選択でき，より安全に行える．少量の貯留液を吸引するだけで血行動態の改善が図れる．急激に血圧が上昇しすぎると大動脈解離や心破裂部から再出血し，かえって予後が悪化する可能性があるため，**慎重にドレナージ量を調整**する[6]．心嚢内の凝血塊のため心嚢穿刺だけでは十分な改善が得られない場合，超音波検査でも最適な穿刺部位が確認しえない場合，心嚢内貯留液が少量の場合などには心嚢開窓術を行う．心嚢ドレナージ時には経皮的心肺補助装置（percutaneous cardiopul-

図 1　外傷性心破裂による心タンポナーデの心臓超音波検査所見
心嚢内貯留液像および右心室の圧排を認める．
RV：right ventricle 右心室，LV：left ventricle 左心室．

monary support：PCPS）のサポートを行うこともある．

（3）根治的治療
ドレナージは血行状態の改善のために行うものであり，心嚢液貯留の原因治療が重要である．急性大動脈解離，心筋梗塞後心破裂，心損傷では，心臓血管外科での緊急手術を要する．

■ 2．緊張性気胸
（1）診　断
緊張性気胸の原因は外傷が多いが，自然気胸や陽圧換気によって誘発される場合もある．陽圧換気が必要な症例の場合は，緊張性気胸を生じた後も急速に悪化するリスクが高い．

視診では，患側の胸壁の膨隆と呼吸運動の低下，頻呼吸を呈する．また，静脈圧上昇を反映して頸静脈怒張を認める．聴診では，呼吸音は患側で減弱する．触診では，胸骨切痕の高さにて気管の健側への偏位を認めることがある．外傷性緊張性気胸では，急激な皮下気腫の出現と増強を認めることが多い．打診では患側の鼓音を認める．

画像診断では，胸部 X 線写真で，縦隔偏位を伴う気胸を認める（図 2）．しかし，緊張性気胸とは気胸によって呼吸障害に加え循環障害をきたした状態であり，**胸部 X 線写真所見に頼らず，迅速に治療を開始すべき病態**である．肺超音波検査による lung sliding の消失の確認は数秒間で可能であるため，緊張性気胸の診断に有用である[2]．ただし，皮下気腫が多くて胸膜の描出が困難な場合には超音波検査に固執せず，処置を優先すべきである．

（2）初期治療
臨床症状のみ，あるいは超音波検査を補助として診断をつけて，迅速に胸腔ドレナージを行う必要がある．状況次第で，胸腔ドレナージの準備を待つ間に，太めの静脈留置針で第 2 肋間鎖骨中線にて緊急胸腔穿刺を行い脱気することで，血行動態の改善を図らなければならないこともある．少量でも脱気をすることにより血行動態が改善する．心外閉塞性ショックの原因のうち，最も処置の効果が得られやすいのが緊張性気胸である．

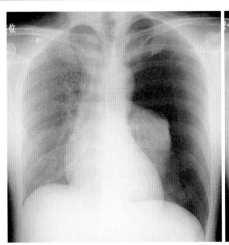
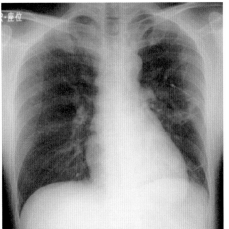

　　　胸腔ドレナージ前　　　　　　　　　胸腔ドレナージ後

図 2　緊張性気胸の胸部 X 線写真所見
　胸腔ドレナージ前は左気胸の所見とともに，縦隔の右方偏位と横隔膜の尾側への圧排を認める．

（3）根治的治療

胸腔ドレナージにより血行動態が改善した後も，胸腔ドレナージボトルの水封室の液面が呼吸性変動することを繰返し確認する．状況によって，ドレナージの追加を必要とすることがある．また，エアーリーク量が多い場合や血性排液が多い場合に根治的な治療として手術を要することもある．

3．肺血栓塞栓症

（1）診　断

聴診所見では，心音のPⅡの亢進を認める．

心電図では，急性右心負荷所見としてS1QⅢTⅢ（Ⅰ誘導で深いS波，Ⅲ誘導でQ波，陰性T波）と不完全右脚ブロック，前胸部での陰性T波を認めることがある（図3）．

血液ガス検査では，低酸素血症，代謝性アシドーシスを呈し，$PaCO_2$ も低値のことが多い．

胸部X線写真では，軽度の心拡大を認め，呼吸困難に比し肺野の透過性が亢進している．また，肺動脈が急激に細くなり，肺血管陰影が追えなくなる．

心臓超音波検査では，**右心系の拡大**を認め，ときに右心室や右心房内の血栓を観察できることもある（図4）．右心室壁は伸展され薄くなる点は，慢性的に右室拡大があり壁肥厚もある肺高血圧症と異なる．左心系は，通常より小さくなる．下肢の深部静脈血栓症（deep vein thrombosis：DVT）のスクリーニングとして，救急の現場では簡便な大腿静脈と膝窩静脈の2-pointエコーで行う[7]．D-dimer測定と併用すれば下肢静脈エコーと同等の診断能となる．また，救急医が行っても精度には問題ないとの報告がある[8]．胸部造影CT検査では，直接所見として肺動脈内の血栓を認める（図5）．

血液検査では，深部血栓の存在の所見であ

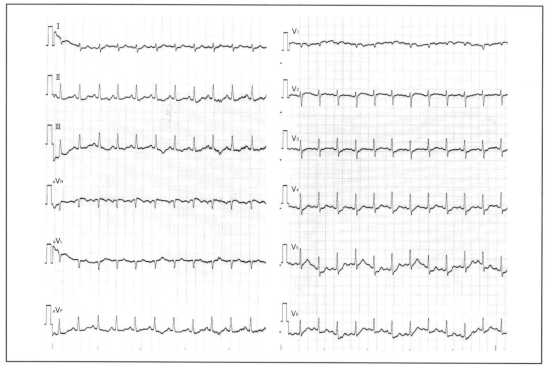

図3　肺血栓塞栓症の心電図所見
　　Ⅰ誘導でS波（SⅠ）とⅢ誘導で陰性T波（TⅢ）を認める．

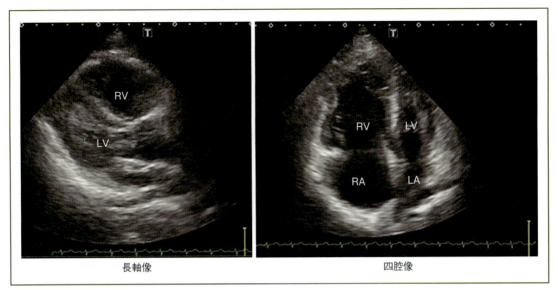

図4　肺血栓塞栓症の心臓超音波検査所見
　右心系の拡大を認める．
　RA：right atrium 右心房，LA：left atrium 左心房．

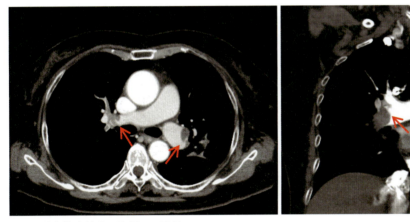
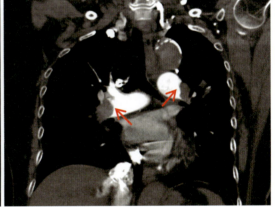

図5　肺血栓塞栓症の胸部CT所見
　矢印：造影剤欠損像として描出される肺動脈内血栓．

る D-dimer の上昇が有意であるが，肺血栓塞栓症に特異的なものではない．

（2）治　療

　他の心外閉塞性ショックと異なり，**処置の効果発現に時間を要する**．したがって，**循環虚脱あるいは心肺停止であれば時間稼ぎのためにPCPSを開始**してから，血栓溶解療法，カテーテル治療，または外科的血栓除去術などの治療を選択していく．循環が安定している場合は，右心機能障害の有無，残存DVTの有無，血栓溶解療法の出血リスクの有無などによって治療法を選択していく．残存DVTが存在するならば下大静脈フィルターを挿入する．右心機能障害があり，出血のリスクがなければ血栓溶解療法またはカテーテル治療を行うが，出血のリスクがあれば抗凝固療法単独，またはカテーテル治療を行う．

おわりに

　心外閉塞性ショックは緊急度が高く死に直結しうるが，迅速に適切な処置を行うことで救命の可能性を高めることができる．**診断は身体所見と超音波検査が肝となる**．臨床の最前線で診療するすべての医師はこれらの病態を理解しておくことが肝要である．

ピットフォール

心外閉塞性ショック診療上のピットホール

　心外閉塞性ショックに出血性ショックが合併した場合に，頸静脈の怒張は明らかではなくなり，重症度・緊急度は高くなる．また，陽圧換気は，胸腔内圧を上昇させることから，閉塞性ショックの状態をより悪化させる可能性があるため注意深く行う必要がある．

［文　献］

1 ）Alarcon LH, Puyana JC, Peitzman AB：Management of Shock. In："Trauma 7th ed". Mattox KL, Moore EE, Feliciano DV eds. McGraw Hill, pp189-215, 2013

2 ）Perera P, Mailhot T, Riley D et al：The RUSH exam：Rapid Ultrasound in Shock in the evaluation of the critically Ill. Emerg Med Clin North Am 28：29-56, 2010

3 ）Spodik DH：Acute carciac tamponade. N Engl J Med 349：684, 2003

4 ）Goodman A, Perera P, Mailhot T et al：The role of bedside ultrasound in the diagnosis of pericardial effusion and cardiac tamponade. J Emerg Trauma Shock 5：72-75, 2012

5 ）Nabavizadeh SA, Meshksar A：Ultrasonographic diagnosis of cardiac tamponade in trauma patients using collapsibility index of inferior vena cava. Acad Radiol 14：505-506, 2007

6 ）Hayashi T, Tsukube T, Yamashita T et al：Impact of controlled pericardial drainage on critical cardiac tamponade with acute type A aortic dissection. Circulation 126：S97-S101, 2012

7 ）Bernardi E, Camporese G, Büller HR et al：Serial 2-point ultrasonography plus D-dimer vs whole-leg color-coded Doppler ultrasonography for diagnosing suspected symptomatic deep vein thrombosis：a randomized controlled trial. JAMA 300：1653-1659, 2008

8 ）Crisp JG, Lovato LM, Jang TB：Compression ultrasonography of the lower extremity with portable vascular ultrasonography can accurately detect deep venous thrombosis in the emergency department. Ann Emerg Med 56：601-610, 2010

特集 エキスパートに学ぶショック管理のすべて

アドバンス編―重症患者のショック管理をワンランクアップさせるために―

Ⅰ．各種ショックの病態生理と臓器障害

4．血液分布異常性ショック

a）敗血症性ショック

東北大学大学院医学系研究科 外科病態学講座救急医学分野　佐藤哲哉，久志本成樹

Key words Sepsis-3，敗血症性ショック，Surviving Sepsis Campaign ガイドライン 2016，日本版敗血症診療ガイドライン 2016

point

▶ Sepsis-3 における敗血症性ショックの定義は，死亡率を増加させる可能性のある重篤な循環，細胞，代謝の異常を有する敗血症のサブセットであり，診断基準は，敗血症において適切な輸液負荷にもかかわらず，平均血圧≧65 mmHg を維持するために循環作動薬を必要とし，かつ血清乳酸値＞2 mmol/L（18 mg/dL）を認めるものである．

▶ 敗血症性ショックの病態は，感染症による異常なまたは調節不能な宿主応答および臓器不全の存在であり，かつ，組織酸素代謝異常を伴うものである．

▶ 敗血症性ショックの治療戦略は，「ショックに対する初期蘇生」，「感染症に対する抗菌薬とドレナージ」，「臓器障害に対するサポート」の 3 点がポイントである．

はじめに

世界では年間約 2,000～3,000 万人の敗血症が発生しており，そのうち約 800 万人が死亡しているとされる．日本においては年間約 10 万人が亡くなっていると推定されている[1,2]．

新たな敗血症の定義として Sepsis-3 が報告されたことにより[3]，敗血症は「感染症に対する制御不能な宿主反応に起因した生命を脅かす臓器障害」，敗血症性ショックは「死亡率を増加させる可能性のある重篤な循環，細胞，代謝の異常を有する敗血症のサブセット」と定義された．これまで用いられてきた全身性炎症反応症候群という概念から，臓器障害そのものへと着眼点がシフトしたのである[4]．感染症を疑い，臓器障害，循環/組織灌流不全を示す全身徴候があるかどうかが敗血症診断のポイントであり，敗血症患者は重症度・緊急度が高いことを意味する．敗血症性ショックの病態，診断，治療戦略に関して考えてみたい．

症例提示

症　例：73歳，男性

既　往　歴　胆嚢結石症，糖尿病（経口血糖降下薬服用中），脂質異常症（スタチン服用中）．

診　　　断　急性閉塞性化膿性胆管炎．

現　病　歴　当院搬送の前日15時頃より腹痛を自覚，夜間に痛みが増強し，前医へ救急搬送された．発熱，炎症反応の上昇は認めなかったが，肝胆道系酵素の上昇と総胆管結石を認めたため（図1），総胆管結石症として入院した．ペニシリン系抗菌薬と鎮痛薬で加療していたが，発熱，頻脈，血圧低下と炎症反応の上昇を認め，急性閉塞性化膿性胆管炎の診断で転院搬送された．

来院時現症　意識レベル GCS E4V4M6，呼吸数23回/min，血圧74/46mmHg，心拍数110回/min（整），体温38.2℃（腋窩温），SpO₂ 90%（酸素マスク：6L），腹痛は自然軽快していた．

来院時検査所見

WBC：18.6×10³/μL，Hb：11.7g/dL，Plt：51×10³/μL，AST：695IU/L，ALT：462IU/L，ALP：670IU/L，γ-GTP：603IU/L，T-Bil：4.5mg/dL，BUN：28mg/dL，Cr：2.5mg/dL，Glu：138mg/dL，CRP：10.1mg/dL，PCT：108.6ng/mL，PT-INR：1.34，FBG：158mg/dL，FDP：116.6μg/mL，D-dimer：50μg/mL，pH：7.291，PaO₂：138mmHg（酸素マスク：6L），PaCO₂：39.2mmHg，HCO₃⁻：18.6mEq/L，BE：−7.0mEq/L，lactate：6.4mmol/L．

治療経過　直ちに輸液を行うも血圧が上昇せず，ノルアドレナリンの投与を開始した．血液培養検査を2セット提出し，カルバペネム系抗菌薬の投与を行った．呼吸状態が悪化したため気管挿管を施行し，急性閉塞性化膿性胆管炎に対する根本治療として内視鏡的乳頭括約筋切開および内視鏡的経鼻胆道ドレナージチューブの留置を行った．

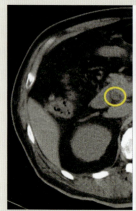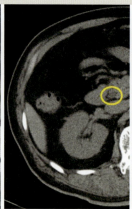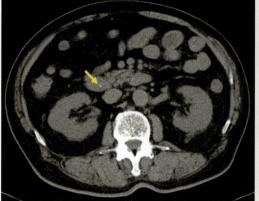

図1　前医CT
　　　○は総胆管（径11mm）．→は結石．

これらの治療にもかかわらず循環動態の改善が認められなかったため，<u>低用量ステロイド，バソプレシンの投与</u>を開始した．<u>心エコー上は敗血症性心筋症を疑う所見</u>は認めなかった．来院時より無尿が続いていたため<u>持続腎代替療法</u>を導入し，同時に，グラム陰性桿菌が原因微生物と想定されたため，<u>エンドトキシン吸着療法</u>を施行した．血液培養から大腸菌が同定され，第3病日にはβラクタマーゼ阻害剤配合ペニシリン系抗菌薬へとde-escalationし，第4病日には循環作動薬の投与を終了，第7病日には人工呼吸器および持続腎代替療法から離脱した．（下線は本稿のポイントを示す）

敗血症と敗血症性ショックの診断

● <u>要点：1）敗血症の診断は，感染症＋生命を脅かす臓器障害である．</u>
　　　<u>2）敗血症性ショックの診断は，敗血症＋輸液負荷＋平均動脈圧≧65mmHgを維持するための循環作動薬＋乳酸値上昇である．</u>

生命を脅かす臓器障害はSequential Organ Failure Assessment (SOFA) スコア合計2点以上の急上昇により判断する．診断と治療のフローチャート[5]を活用するとわかりやすい（図2）．しかし，Sepsis-3に準じたこの診断基準には多くの問題が残されており，「感染症を疑うこと」が重要であるが，これに関しては何も示されてはいない．確定診断がつくまでは網羅的鑑別診断の一つとして常に感染症を挙げ，必要な検査を行う必要がある．

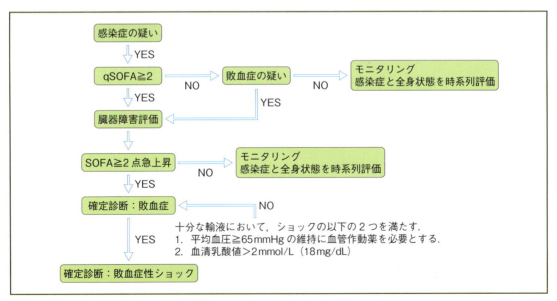

図2　敗血症と敗血症性ショックの診断の流れ　　　　　　　　　　　（文献5より引用）

敗血症性ショックの病態

● 要点：1）敗血症の病態は，danger signal に対する宿主応答による臓器障害である．
　　　　2）敗血症性ショックの病態は，さらに循環不全，細胞代謝異常を伴うものである．
　　　　3）血液分布異常性ショックに位置付けられる敗血症性ショックは，血管内皮細胞傷害による末梢血管抵抗の低下，循環血液量減少，敗血症性心筋障害，corticosteroid insufficiency，vasopressin deficiency など複数の病態が関連している．

敗血症の病態生理は図3のようにとらえることができる．感染に伴う lipopolysaccharide などの病原体関連分子パターン（pathogen-associated molecular patterns：PAMPs）や組織損傷に伴う alarmin を包括したダメージ関連分子パターン（damage-associated molecular patterns：DAMPs）による danger signal が，Toll-like receptor などのパターン認識受容体（pattern recognition receptor：PRR）によって同定されることにより，局所あるいは全身性の宿主応答が生じ，それにより細胞/臓器レベルの異常をきたすというものである[6]．

今回の定義による敗血症性ショックでは，循環不全に加え，細胞/代謝異常を伴うことが強調されている．ショックとは，酸素とエネルギー基質の需給バランスが崩れた組織酸素代謝障害であり，さらに細胞機能障害を伴う状態であるため[7]，敗血症性ショックの病態定義がより明確に示されたことになる．

1．血管内皮細胞傷害

血管内皮細胞は，血管内と周囲組織の間で水分や酸素，アルブミンやさまざまな分子の移動を選択的に調節するバリア機能を持ち，血管内の恒常性を維持している．最近の研究では，それは受動的なものではなく，宿主応答を調節するための動的な平衡状態とされている[8]．敗血症など侵襲病態においては血管内皮細胞の平衡状態が変化し，選択的透過性，抗血栓性，血管新生，血球細胞の接着，血管トーヌスの調節における恒常性の破綻を

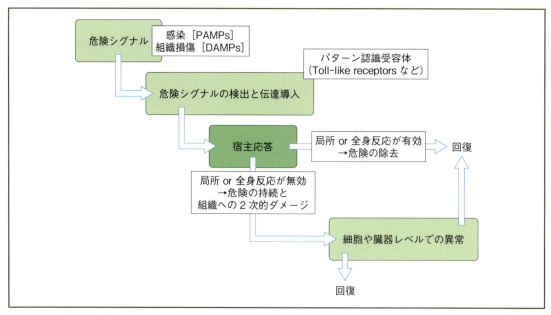

図3　2015 年敗血症の病態生理のコンセプト　　　　　　　　　　　　　　　　　（文献 6 を参照して作成）

きたし，ショックや臓器不全などの誘因となる[9,10]．血管内皮細胞傷害の指標に関する研究が盛んに行われており，そのターゲットの一つとして最近注目を集めているのが内皮の表面を覆うグリコカリックス（glycocalyx）であるが，その詳細は別項に譲る．

■ 2．循環血液量減少

循環血液量適正化のための輸液は治療の基本であるにもかかわらず，敗血症におけるその有効性のエビデンスは乏しい．敗血症の経過において水分摂取不足が生じ，血管内皮細胞傷害による血管透過性の亢進が加わり，循環血液量減少が生じていると考えられるため，適正な輸液により血管内容量を正常化する必要がある．early goal-directed therapy（EGDT）の有効性を検討した3つの大規模RCT（ProCESS[11]，ARISE[12]，ProMISe[13]）において，予後改善効果は認められなかった．しかし，これらの研究における無作為化前の平均輸液量は前二者で約30 mL/kg，ProMISe study では約2Lであり，有害事象は報告されていない．初期蘇生としての適正な輸液負荷は理論的にも臨床的にも妥当な治療であり，敗血症性ショックにおいては必須の治療であるといえる．

輸液製剤は晶質液を基本とするが，Surviving Sepsis Campaign Guidelines（SSCG）2016[14] に記載があるので参照されたい．

■ 3．敗血症性心筋障害

敗血症性ショックには，sepsis-induced myocardial dysfunction（SIMD）とよばれる心機能障害を合併することが明らかにされている[15~17]．

この病態を判断するためにも，エコーにより前負荷，心収縮力などを評価することで初期輸液や適切な循環作動薬を選択すべきである．SIMD の特徴は，炎症性メディエータによるアドレナリン β_1 受容体を介した細胞内情報伝達障害や心筋の Ca^{2+} に対する感受性の低下，ミトコンドリア機能障害により，陽性変力作用が阻害され，心収縮力低下を生じるとともに心室の拡張障害を伴う心筋障害であり，典型的には7～10日で正常化する可逆的な病態である[18,19]．心収縮力増強効果（β_1 受容体刺激作用）のある薬剤においてアドレナリンは有効であるが[20]，ドブタミンでは心機能を改善しにくいことが報告されている[18,21]．しかし，直接比較した研究はなく，現時点の我が国のガイドラインでは，心機能が低下している敗血症性ショックに対し，ドブタミンを使用することを弱く推奨すると記載されている[5]．

■ 4．corticosteroid insufficiency

敗血症性ショックなどの重篤な侵襲病態では，コルチゾールの産生不全が生じ，「相対的副腎不全」，あるいは，糖質コルチコイド受容体の減少や組織反応性の低下を含む「critical illness-related corticosteroid insufficiency（CIRCI）」とよばれる副腎機能不全を合併する[22]．ステロイド療法に関しては，これまで2004年のメタ解析[23]で，28日死亡率，ICU 死亡率，入院死亡率が有意に減少し，ショックの離脱率が高く，昇圧薬の使用期間が短くなることが報告される一方，2008年に報告された CORTICUS study[24] では，28日死亡率は改善しないことが示された．2016年にはショックに陥っていない段階でのステロイド投与はショックへの進展率や死亡率を改善させず，副作用が増えるとする HYPRESS trial[25] が報告され，ステロイドの適応はショック患者に限られるようになった．そして，2018年 ANZICS から3,800名もの人工呼吸管理中の敗血症性ショックの患者をプラセボ群とヒドロコルチゾン1日200 mg 持続投与群にランダム化した最大規模の RCT である ADRENAL Trial[26] が発表された．「90日後の死亡率に有意差なし」とい

う結果であり，secondary outcome である
ショック離脱や人工呼吸器離脱までの期間は
ステロイド投与群で1日ほど早くなるとい
うものであった．我が国のガイドラインは，
このRCTが発表される前に作成されたが，
ステロイド投与の目的はショックの離脱であ
り，「ADRENAL Trial」の結果を受けても妥
当な見解であるといえる．

■ 5. vasopressin deficiency

内因性バソプレシンの生理学的な血中レベ
ルは，ショック早期には上昇し，ショックが
持続するにつれ低下し，最終的にはバソプレ
シン欠乏状態となる[27,28]．低用量バソプレ
シン投与により，この欠乏状態を生理的レベ
ルに補正することによる効果が期待されてい
る．敗血症性ショックに対するノルアドレナ
リンとバソプレシンを比較したThe VASST
study[29]では，主要評価項目である転帰には

有意差を認めなかったものの，post hoc解
析においてバソプレシン投与群は，腎不全に
至る症例が少ない傾向にあり[30]，さらに，ス
テロイド投与を併用した群では死亡率の減少
に関連していた[31]．2016年に発表されたThe
VANISH trial[32]は，敗血症性ショックでの腎
不全発症に対する早期バソプレシン投与の効
果と，ステロイド併用群での死亡率への影響
をノルアドレナリンと比較した研究であるが，
腎不全発症や死亡率に両群で有意差はなく，
腎代替療法導入はバソプレシンの方が有意に
少ないという結果であった．両研究の結果よ
り，バソプレシンは腎保護的に作用する可能
性が示唆されるが，現時点では単独投与の有
効性は明らかにされておらず，ノルアドレナ
リンとの併用投与により，血管収縮作用を増
強し昇圧を図ることが推奨される．なお，腸
管虚血のリスクが高くなるので注意を要する．

治療戦略

● **要点：1) 敗血症性ショックの初期蘇生の目標は，①適切な血管内容量の維持，②平均動脈
圧の維持，③組織酸素代謝異常の改善である．**

**2) 原疾患である感染症に対する根本治療をできるだけ早く行う，特に抗菌薬は1時
間以内に投与する．**

**3) 敗血症・敗血症性ショックに伴う臓器障害に対する支持療法のエビデンスは，ま
だ確立していないため，患者個人の病態に即した治療を実践していくべきである．**

敗血症性ショックは，一刻を争う迅速な治
療が必要な病態であり，そのためには3つ
のスイッチをいれなければならない．1つ目
はショックに対する初期蘇生，2つ目は感染
症に対する抗菌薬やドレナージ，3つ目は臓
器障害に対するサポートである．そして，時

間を意識して診療をすすめていく．具体的な
治療法は「Surviving Sepsis Campaign ガイ
ドライン2016」[14]および「日本版敗血症診
療ガイドライン2016」[5]を参照されたい．
本稿では，治療アルゴリズムの概要を**図4**[33]
に示す．

MEMO

The Surviving Sepsis Campaign Bundle：2018 update

SSCG2016から「1時間バンドル」が発表された．乳酸値，血液培養，広域抗菌薬，輸液，
昇圧剤についてバンドル化し，1時間以内に開始するというもの．詳細は文献[34]を参照．

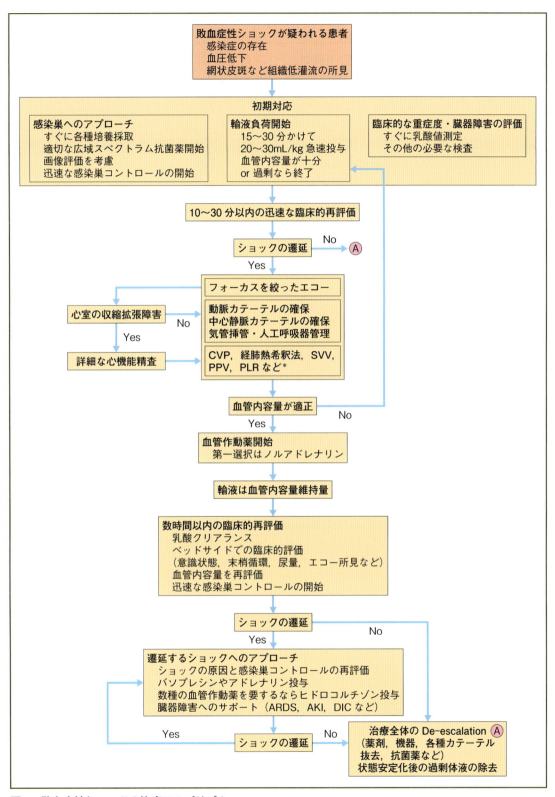

図4 敗血症性ショックの治療アルゴリズム
*CVP：central venous pressure, SVV：stroke volume variation, PPV：pulse pressure variation, PLR：passive leg raising test
（文献33を参照して作成）

おわりに

　敗血症・敗血症性ショックの新定義は，SIRS という炎症から SOFA という臓器障害に大きく舵をきった．しかし，我々の診療が大きく変わるものではない．ガイドラインを認識し，現在までのスタンダードを知っておかなければならないが，日本版敗血症診療ガイドライン 2016 の最初に「ガイドラインは三流を二流にするが，一流を二流にする」と記載されているように，ガイドラインは新たなエビデンスの蓄積により常に変わりうる．目の前の敗血症性ショック患者を救命するために，ガイドラインに捉われず，患者個人の病態に即した治療戦略を考え，実践していかなければならない「precision medicine[注]」の時代をむかえつつある．

[注] 最先端技術により，患者個人の細胞を遺伝子・分子レベルで解析し，そのプロファイルに基づいて，正確な診断を行い，個人に最適にカスタマイズされた治療方法を分析・選択し，それを施すこと[35]．

［文　献］

1 ）世界敗血症連盟：https://www.global-sepsis-alliance.org/（accessed 2018-03-21）

2 ）敗血症 .com：http:// 敗血症 .com/（accessed 2018-03-21）

3 ）Singer M, Deutschman CS, Seymour CW et al：The Third International Consensus Definitions for Sepsis and Septic Shock（Sepsis-3）. JAMA 315：801-810, 2016

4 ）Fujishima S：Organ dysfunction as a new standard for defining sepsis. Inflamm Regen 36：24, 2016

5 ）Nishida O, Ogura H, Egi M et al：The Japanese Clinical Practice Guidelines for Management of Sepsis and Septic Shock 2016（J-SSCG 2016）. J Intensive Care 6：7, 2018

6 ）Shankar-Hari M, Deutschman CS, Singer M：Do we need a new definition of sepsis? Intensive Care Med 41：909-911, 2015

7 ）Barbee RW, Reynolds PS, Ward KR：Assessing shock resuscitation strategies by oxygen debt repayment. Shock 33：113-122, 2010

8 ）Iba T, Levy JH：Inflammation and thrombosis：roles of neutrophils, platelets and endothelial cells and their interactions in thrombus formation during sepsis. J Thromb Haemost 16：231-241, 2018

9 ）Chelazzi C, Villa G, Mancinelli P et al：Glycocalyx and sepsis-induced alterations in vascular permeability. Crit Care 19：26, 2015

10）Opal SM, van der Poll T：Endothelial barrier dysfunction in septic shock. J Intern Med 277：277-293, 2015

11）Yealy DM, Kellum JA, Huang DT et al：A randomized trial of protocol-based care for early septic shock. N Engl J Med 370：1683-1693, 2014

12）Peake SL, Delaney A, Bailey M et al：Goal-directed resuscitation for patients with early septic shock. N Engl J Med 371：1496-1506, 2014

13）Mouncey PR, Osborn TM, Power GS et al；ProMISe Trial Investigators：Trial of early, goal-directed resuscitation for septic shock. N Engl J Med 372：1301-1311, 2015

14）Rhodes A, Evans LE, Alhazzani W et al：Surviving Sepsis Campaign：International Guidelines for Management of Sepsis and Septic Shock：2016. Intensive Care Med 43：304-377, 2017

15）Landesberg G, Gilon D, Meroz Y et al：Diastolic dysfunction and mortality in severe sepsis and septic shock. Eur Heart J 33：895-903, 2012

16）Bouhemad B, Nicolas-Robin A, Arbelot C et al：Acute left ventricular dilatation and shock-induced myocardial dysfunction. Crit Care Med 37：441-447, 2009

17）Romero-Bermejo FJ, Ruiz-Bailen M, Gil-Cebrian J et al：Sepsis-induced cardiomyopathy. Curr Cardiol

Rev 7：163-183, 2011

18）Rudiger A, Singer M：Mechanisms of sepsis-induced cardiac dysfunction. Crit Care Med 35：1599-1608, 2007

19）Sato R, Nasu M：A review of sepsis-induced cardiomyopathy. J Intensive Care 3：48, 2015

20）Le Tulzo Y, Seguin P, Gacouin A et al：Effects of epinephrine on right ventricular function in patients with severe septic shock and right ventricular failure：a preliminary descriptive study. Intensive Care Med 23：664-670, 1997

21）Cariou A, Pinsky MR, Monchi M et al：Is myocardial adrenergic responsiveness depressed in human septic shock? Intensive Care Med 34：917-922, 2008

22）Annane D, Pastores SM, Arlt W et al：Critical illness-related corticosteroid insufficiency（CIRCI）：a narrative review from a Multispecialty Task Force of the Society of Critical Care Medicine（SCCM）and the European Society of Intensive Care Medicine（ESICM）. Intensive Care Med 43：1781-1792, 2017

23）Annane D, Bellissant E, Bollaert PE et al：Corticosteroids for severe sepsis and septic shock：a systematic review and meta-analysis. BMJ 329：480, 2004

24）Sprung CL, Annane D, Keh D et al：Hydrocortisone therapy for patients with septic shock. N Engl J Med 358：111-124, 2008

25）Keh D, Trips E, Marx G et al；SepNet-Critical Care Trial Group：Effect of Hydrocortisone on Development of Shock Among Patients With Severe Sepsis：The HYPRESS Randomized Clinical Trial. JAMA 316：1775-1785, 2016

26）Venkatesh B, Finfer S, Cohen J et al；ADRENAL Trial Investigators and the Australian-New Zealand Intensive Care Society Clinical Trials Group：Adjunctive Glucocorticoid Therapy in Patients with Septic Shock. N Engl J Med 378：797-808, 2018

27）Sharshar T, Blanchard A, Paillard M et al：Circulating vasopressin levels in septic shock. Crit Care Med 31：1752-1758, 2003

28）Landry DW, Levin HR, Gallant EM et al：Vasopressin deficiency contributes to the vasodilation of septic shock. Circulation 95：1122-1125, 1997

29）Russell JA, Walley KR, Singer J et al；VASST Investigators：Vasopressin versus norepinephrine infusion in patients with septic shock. N Engl J Med 358：877-887, 2008

30）Gordon AC, Russell JA, Walley KR et al：The effects of vasopressin on acute kidney injury in septic shock. Intensive Care Med 36：83-91, 2010

31）Russell JA, Walley KR, Gordon AC et al；Dieter Ayers for the Vasopressin and Septic Shock Trial Investigators：Interaction of vasopressin infusion, corticosteroid treatment, and mortality of septic shock. Crit Care Med 37：811-818, 2009

32）Gordon AC, Mason AJ, Thirunavukkarasu N et al；VANISH Investigators：Effect of Early Vasopressin vs Norepinephrine on Kidney Failure in Patients With Septic Shock：The VANISH Randomized Clinical Trial. JAMA 316：509-518, 2016

33）Seymour CW, Rosengart MR：Septic Shock：Advances in Diagnosis and Treatment. JAMA 314：708-717, 2015

34）Levy MM, Evans LE, Rhodes A：The Surviving Sepsis Campaign Bundle：2018 update. Intensive Care Med：Published online：19 April 2018

35）Kim WJ：Knowledge-based diagnosis and prediction using big data and deep learning in precision medicine. Investig Clin Urol 59：69-71, 2018

好評発売中

救急・集中治療
Vol 29 No 3・4 2017

不整脈
―その常識は正しいか？―

特集編集　里見　和浩

B5判／本文160頁
定価（本体4,600円＋税）
ISBN978-4-88378-548-3

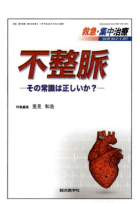

目　次

I　徐脈　―その常識は正しいか？―
- 完全房室ブロックにはすべてペースメーカを考慮すべきか？
- デバイス植込み患者のMRI撮影は可能か？
- 徐脈頻脈症候群にはすべてペースメーカを挿入すべきか？
- ペースメーカ感染においては、リード・本体を完全に抜去すべきか？

II　心房頻脈性不整脈　―その常識は正しいか？―
- 持続性心房細動と診断したら抗凝固療法を導入すべきか？
- 48時間以上持続している心房細動の電気ショック時に、経食道心エコーは必須か？
- 心不全を合併した心房細動例は洞調律維持が望ましいか？
- 心房粗動と心房細動で治療方針に違いがあるか？
- 低心機能例におけるレートコントロールの第一選択は、β遮断薬か？　アミオダロンか？
- 抗凝固療法の第一選択はDOAC (direct oral anticoagulant) か？
- 心房細動患者のBNP上昇は心不全なのか？

III　心室頻脈性不整脈　―その常識は正しいか？―
- 繰返す心室細動において第一選択はアミオダロンか？
- すべてのwide QRS頻拍は電気ショックの適応か？
- 腎不全合併例に用いる抗不整脈薬はアミオダロンのみか？
- 急性心筋虚血に合併する心室頻拍にはICDは不要か？
- ブルガダ症候群の心室細動ストームに抗不整脈薬は有効か？
- どの程度QT延長をきたしたら、アミオダロンやニフェカラントは中止すべきか？
- 甲状腺機能異常を認めたらアミオダロンは中止すべきか？
- 肺実質病変がある患者にアミオダロンは禁忌か？
- 失神の既往のある肥大型心筋症はICDの適応か？

総合医学社　〒101-0061　東京都千代田区神田三崎町1-1-4
TEL 03(3219)2920　FAX 03(3219)0410　http://www.sogo-igaku.co.jp

特集 エキスパートに学ぶショック管理のすべて

アドバンス編—重症患者のショック管理をワンランクアップさせるために—

I. 各種ショックの病態生理と臓器障害

4. 血液分布異常性ショック

b) アナフィラキシーショック

福島県立医科大学 麻酔・疼痛緩和科 **黒澤 伸**

Key words アナフィラキシー, アドレナリン, IgE, ヒスタミン, 皮膚反応試験

---

point

▶ アナフィラキシーショックへの対応は （1）素早い診断, （2）アドレナリン投与・急速輸液・気道確保と酸素投与による素早い治療開始, （3）ショック離脱後の抗原物質特定 の3点が主体である.

症例提示

症 例：65歳, 女性

経 過：急性胆嚢炎の診断で入院. 既往に高血圧症があり β遮断薬を内服している. 意識レベル Japan coma scale（JCS）0, 血圧145/90mmHg, 脈拍数75/min, 呼吸数14/min, 経皮的酸素飽和度（SpO2）99%（room air）を確認後, βラクタム系抗菌薬を経静脈的に投与開始8分後に, 気分不快と呼吸困難を訴え, 意識を失った. 意識レベル（JCS）200〜300, 血圧45/30mmHg, 脈拍数140/min, 呼吸数60/min, 喘鳴, SpO2測定不能を認め, 顔面紅潮からまもなく全身性蕁麻疹が認められた.

はじめに

アナフィラキシーとは異物（抗原, アレルゲン）が複数回体内に入ることで自己の免疫反応が過剰に誘導され, その異物と再接触した際に起こる, 生命に危機をあたえる全身性過敏反応・アレルギー反応を指し, アナフィラキシーショックとは, 皮膚, 循環器, 呼吸器, 消化器など複数臓器に影響が及んだ急激に発症する生命を脅かすほど重症の全身性ア

レルギー反応により循環虚脱（血圧低下）や意識障害を伴う状態をいう[1]. しかし初めて体内に投与された物質であっても抗原性が同じ, またはほぼ似ている場合は, 免疫系に同一物質と認識されアナフィラキシーが起こることが知られている（これを抗原交差性という）[2]. メロンなどの果物アレルギーとラテックスアレルギーの関係, 筋弛緩薬などの

第3級または第4級アンモニウム構造をもつ薬剤アレルギーがこれにあたる．なお，IgEが関与しない過敏症や非免疫学的機序による過敏症をアナフィラキシー様反応として区別していたが，現在はこの用語を用いないことが推奨されアナフィラキシーとして統一されているため，本稿でもこれに従う[3]．

アナフィラキシーの発症頻度と誘因

● 要点：1）誘因物質として抗菌薬，造影剤，筋弛緩薬が多い．
　　　　2）医薬品によるアナフィラキシーの死亡数が増加傾向にある．

日本におけるアナフィラキシーの疫学調査は欧米諸国に比べ遅れているが，気をつけなければいけないのは，各国ともアナフィラキシーの発症頻度は増加傾向にあるということである[4]．日本アレルギー学会による調査結果によると小学生から高校生の年齢層においてその発症頻度は0.3〜0.6％となっている[5]．また，厚生労働省の人口動態統計では2001年から2013年にわたるアナフィラキシーショックによる死亡者数を誘因別に発表しており，この13年間における死亡者数は768人で，そのうち医薬品が最多で323例（42％），次が蜂刺傷266例（35％），その次が食物40例（5％），詳細不明が133例（17％）となっている[5]．しかし軽症も含めて死に至らなかったアナフィラキシーの誘因は不明であり，今後の疫学調査の結果が待たれるところである．

アナフィラキシーの誘因として重要な医薬品は抗菌薬，造影剤，解熱鎮痛薬（nonsteroidal anti-inflammatory drugs：NSAIDs），抗腫瘍薬，筋弛緩薬，輸血製剤，生物学的製剤，ラテックスなどであるが，抗菌薬と造影剤が約半数を占める[6]．抗菌薬では β ラクタム系抗菌薬（ペニシリン系，セフェム系，カルバペネム系）が最多で，造影剤は非イオン・低浸透圧造影剤である．麻酔薬では筋弛緩薬が多い．食物によるアナフィラキシーは日本では鶏卵，乳製品，小麦，そば，甲殻類によるものが多く，輸血に関するアナフィラキシーショックでは血小板製剤が誘因として最も多い[5]．アナフィラキシーショックによる死亡率は日本におけるアナフィラキシー発症数が正確ではないため不明であるが，人口比では各国とも1年間で100万人あたり1人未満といわれている[7]．注意を要するのは，近年，医薬品によるアナフィラキシーの死亡数が増加傾向にあることで，オーストラリアの報告ではその死亡数は約3倍に増えている[8]．また，手術室で発生するアナフィラキシーショックの死亡率は3〜9％と高い[9]．

アナフィラキシー発症機序

● 要点：1）IgEを介する免疫学的機序によるアナフィラキシーが最も多い．
　　　　2）NSAIDs，モルヒネ，造影剤などによるアナフィラキシーは免疫学的機序によらないと考えられている．

アナフィラキシー発症の機序は免疫学的機序によるものと非免疫学的機序によるものに分けられるが，IgEを介する免疫学的機序によるアナフィラキシーが最も多い．IgEを介さない機序や運動によって発症するものなどもあるが，基本的には肥満細胞・好塩基球（一部，マクロファージ）の活性化により放出される化学伝達物質によって起こり，病態

は同じである.

■ 1. 免疫学的機序によるアナフィラキシー

アナフィラキシーの約6割が免疫学的機序によるもので[10]，かつIgEを介するアナフィラキシーが最も多く，免疫学的機序によるアナフィラキシーのうち5～8割はIgEを介するアナフィラキシーである[9]．IgE非介在性アナフィラキシーはさらにIgGを介在するもの，IgG免疫複合体/補体活性化によるもの，補体の直接的活性化によるものに分けられる．最も多いIgE介在性アナフィラキシーの誘因には薬剤（βラクタム環を有する抗菌薬，筋弛緩薬，造影剤，プロタミン），ラテックス，食物，昆虫毒が多い．プロタミンや輸血製剤によるアナフィラキシーの一部はIgG介在性アナフィラキシーであると考えられている[11, 12]．IgE介在性アナフィラキシーは抗原と結合したIgEによって肥満細胞，好塩基球のFcεRI（IgEのFc部分に対する高親和性受容体）が架橋することにより肥満細胞，好塩基球が活性化しヒスタミンなどの化学伝達物質が放出されることにより起こる．IgG介在性アナフィラキシーは抗原と結合したIgGがマクロファージのFcγR（IgGのFc部分に対する受容体）に結合してFcγRを架橋することでマクロファージが血小板活性化因子（platelet activating factor：PAF）を新生，放出することにより起こる．IgG免疫複合体による補体活性化を介するアナフィラキシーは補体活性化によって産生されたアナフィラトキシンC3a，C5aが肥満細胞と好塩基球の補体受容体に作用して肥満細胞と好塩基球を活性化してアナフィラキシーを起こし，その誘因にはデキストラン，マウスとのキメラ抗体である抗ヒトTNFαモノクローナル抗体のinfliximab，輸血製剤，プロタミンなどがある．直接的補体活性化を介するアナフィラキシーは抗体を必要とせずに直接補体を活性化してアナフィラトキシンC3a，C5aを産生して肥満細胞と好塩基球を活性化する機序によるもので，ヘパリン・プロタミン複合体，過硫酸化コンドロイチン硫酸に汚染されたヘパリン，バンコマイシン，ある種の造影剤などが抗原となる．

■ 2. 免疫学的機序によらないアナフィラキシー

肥満細胞や好塩基球が原因物質により直接活性化されることで起こる．非ステロイド性抗炎症薬（NSAIDs），オピオイド（モルヒネ），マンニトールなどの高張性溶液，エタノール，ある種の造影剤が関与している[13]．

アナフィラキシーの病態と症状（図1）

●要点：1) 循環虚脱，呼吸器症状，皮膚症状のうち2つ以上認められればアナフィラキシーを考える．

2) 肥満細胞・好塩基球から放出されるヒスタミン，プロテアーゼ，血小板活性化因子，サイトカインが症状を形成する．

3) 二相性アナフィラキシーに注意する．

アナフィラキシーの病態と症状は肥満細胞や好塩基球が活性化して放出する化学伝達物質によって起こる．この肥満細胞や好塩基球活性化のためにはまず細胞内小胞体からのカルシウムイオン放出による細胞内カルシウムイオン濃度上昇が必要で，これが引き金になり細胞内にシグナルが次々と伝達される（図1)[14]．化学伝達物質には脱顆粒されるもの（ヒスタミン，トリプターゼ，ヘパリンなど）と，肥満細胞や好塩基球が活性化されてから

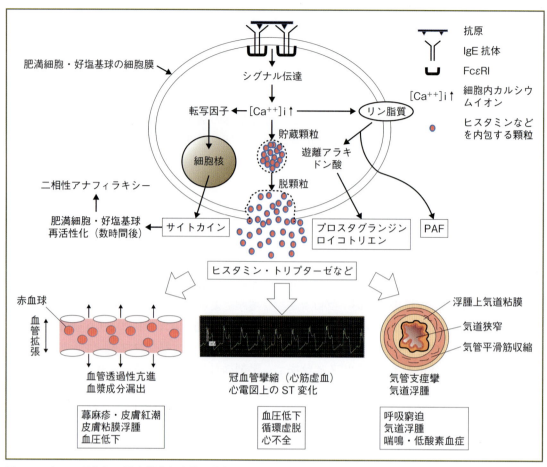

図1 アナフィラキシー発症機序と病態・症状との関係

新たに産生放出されるもの（PAF，リン脂質代謝系のロイコトリエン・プロスタグランジン，サイトカインなど）があるが，最も重要なものはヒスタミンである．皮膚・心臓・血管床・気管平滑筋・消化管にはヒスタミン受容体があり，ヒスタミンと結合することで血管拡張，血管透過性の亢進と血管外への血漿成分漏出（皮膚膨隆疹・紅斑，皮膚粘膜浮腫，血圧低下，冠血管攣縮，心筋虚血，気道分泌物産生増加，下痢）が起こる．アナフィラキシー発症後15分間程度で循環血液量の35〜73％の血漿成分が間質に漏出するといわれている[15]．

トリプターゼは補体を直接活性化し，またキニノーゲンからキニンを産生して血管透過性を亢進し，アナフィラキシーを増強する．ヘパリンは内因性凝固系の接触因子である血漿プレカリクレインと第XII因子を活性化するため，汎発性血管内凝固症候群を誘発する可能性がある．脱顆粒は肥満細胞や好塩基球が活性化すると即時に起こるため，それによる症状発現は抗原物質が体内に入ってから数分以内（概ね5分以内）に起こる．PAFは細胞膜リン脂質が phospholipase A_2（PLA_2）により加水分解されアラキドン酸が遊離する際に生成される．アナフィラキシーの症状は主にヒスタミンによるが，PAFはヒスタミンよりも強い血管透過性作用と気管支平滑筋収縮作用をもつため重要である．また，強い血管透過作用と気管支平滑筋収縮作用に加え，血管内皮細胞の一酸化窒素（NO）合成酵素に作用してNOを産生し，血管拡張作用と血

圧低下をもたらす．プロスタグランジン（PG）・ロイコトリエン（LT）はアラキドン酸代謝産物で，細胞膜を構成するリン脂質からアラキドン酸が PLA_2 によって切り出され細胞内に遊離したのちに生成される．肥満細胞から生成放出されるプロスタグランジンは PGD_2 で，気管支平滑筋収縮，末梢血管拡張，血管透過性亢進，冠動脈収縮などさまざまな作用を持つ．LT は気管支，血管，消化管の平滑筋を持続的に収縮させ，特に気管支平滑筋収縮作用の強さはヒスタミンに比べ約1,000 倍である．ヒスタミンなどのあらかじめ細胞内に貯蔵された顆粒が細胞外に放出される物質に比べ，PAF やアラキドン酸代謝産物の放出は少し遅れるが，細胞膜リン脂質から生成されるので細胞活性化後，数分で症状発現する．アナフィラキシーで産生されるサイトカインは肥満細胞・好塩基球が活性化されて細胞内シグナルが細胞核に伝わってから産生されるため，サイトカインによる症状発現はアナフィラキシー発症数時間後に起こる．肥満細胞・好塩基球から産生されるサイトカインは肥満細胞・好塩基球を再活性化する．つまり，治療によりアナフィラキシーの症状がいったん治まってから再び症状が出るため注意が必要である（二相性アナフィラキシー）．

アナフィラキシーの初期対応

●要点：1) アナフィラキシーを疑ったらすぐに抗原と思われる物質の投与を中止し，応援を呼ぶ．

2) 速やかにアドレナリンを投与する．

3) アドレナリンが奏効しない場合はグルカゴン，バソプレシンを投与する．

■ 1. アナフィラキシーの診断（図2，図3）

アナフィラキシーは即座に診断し，治療を開始しなければ生命に関わるため臨床症状の観察により診断する．日本アレルギー学会のアナフィラキシー診断ガイドラインによると以下の1～3 の 3 項目のいずれか 1 項目に該当すればアナフィラキシーと診断する[5]．

1. 皮膚（全身性の紅斑，蕁麻疹）または粘膜症状（口唇，舌，口蓋垂の腫脹）があり，呼吸器症状（呼吸困難，気管支痙攣・喘鳴，気道狭窄，低酸素血症）または循環器症状（血圧低下，意識障害）のどちらかが急速（数分～数時間）に発現，進行する．

2. アレルゲンと疑われる物質に曝露後，皮膚または粘膜症状・呼吸器症状・循環器症状・消化器症状（腹痛，嘔吐）の 4 つのうち 2 つ以上の症状が急速（数分～数時間）に発現，進行する．

3. アレルゲンへの曝露後の急速（数分～数時間）な血圧低下が存在する．

■ 2. アナフィラキシーの治療（表1，表2）

アナフィラキシーは診断後 30 分以内にアドレナリンを投与しないと死亡率が上昇するといわれている[16]．診断後は即座に治療を開始することが肝要である．治療のガイドラインには世界アレルギー機構（World Allergy Organization）[17]，日本アレルギー学会[5]，Scandinavian Society of Anaesthesiology and Intensive Care Medicine[18] など各種あるが重要な箇所は大同小異であるので本稿ではこれらをまとめたかたちで提示する（表1）．

まず，アナフィラキシーと診断したらアレルゲンと思われる物質の投与を中止または除去し応援を要請する．抗菌薬や輸血製剤などを投与中の場合は輸液回路も含めて交換する．そして速やかに気道を確保（必要と判断したら上気道浮腫が増悪する前に気管挿管す

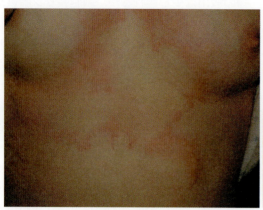
アナフィラキシー例でみられたじんま疹．全身，特に前胸部から腹部にかけての膨疹がみられる

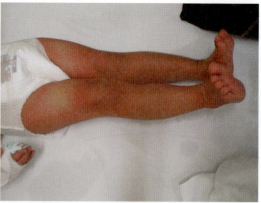
アナフィラキシー例でみられた下肢皮膚症状

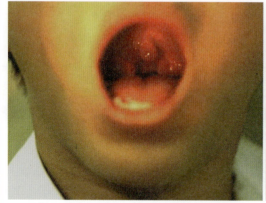
アナフィラキシー例でみられた口蓋垂の水疱形成

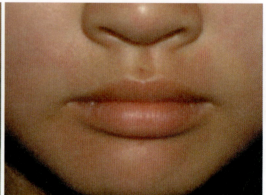
アナフィラキシー例でみられた下口唇クインケ浮腫（Quinche's edema）

図2　アナフィラキシーの皮膚・粘膜症状
（厚生労働省：重篤副作用疾患別対応マニュアル　アナフィラキシー．厚生労働省，平成20年3月，より引用）

る）して酸素を投与する．同時に急速輸液（晶質輸液でも膠質輸液でもよい）を行い，アドレナリンを投与する．心電図上心静止・無脈性電気活動・無脈性心室性頻拍・心室細動では蘇生を開始する．外来患者の場合は入院させ，治療が奏効して症状が軽快しても二相性アナフィラキシーに備えて24時間はモニタリングを継続する．

（1）第一選択薬アドレナリンの投与（表2）

アドレナリンはアナフィラキシー治療に不可欠で第一選択薬である．

1. 筋注：静脈路が未確保の場合は筋注をする．大腿部中央前外側への筋注が推奨されている．0.01 mg/kg（最大～成人0.5 mg，小児0.3 mg）を筋注し，効果を確認しながら5～15分ごとに反復投与する．

2. 静注：成人では0.01～0.05 mgを静注し，1～2分で効果がなければ反復投与する．すでに循環虚脱の状態であれば成人では0.1～1 mg投与する．小児へのアドレナリン静注については，各学会の治療ガイドラインも明記していない．小児の蘇生（PBLS/PALS）では心停止かそれに近い状態でなければアドレナリン静注のエビデンスがないためかもしれないが，アナフィラキシー治療には小児であってもアドレナリン投与は必須なので，筆

1. 皮膚症状（全身の発疹, 瘙痒または紅潮），または粘膜症状（口唇・舌・口蓋垂の腫脹など）のいずれかが存在し，急速に（数分〜数時間以内）発現する症状で，かつ下記a, bの少なくとも1つを伴う.

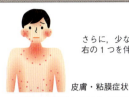 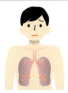

さらに，少なくとも右の1つを伴う

皮膚・粘膜症状

a. 呼吸器症状（呼吸困難，気道狭窄，喘鳴，低酸素血症）

b. 循環器症状（血圧低下，意識障害）

2. 一般的にアレルゲンとなりうるものへの曝露の後，急速に（数分〜数時間以内）発現する以下の症状のうち，2つ以上を伴う.

a. 皮膚・粘膜症状（全身の発疹，瘙痒，紅潮，浮腫）

b. 呼吸器症状（呼吸困難，気道狭窄，喘鳴，低酸素血症）

c. 循環器症状（血圧低下，意識障害）

d. 持続する消化器症状（腹部疝痛，嘔吐）

3. 当該患者におけるアレルゲンへの曝露後の急速な（数分〜数時間以内）血圧低下.

血圧低下

収縮期血圧低下の定義：平常時血圧の70％未満または下記

生後1ヵ月〜11ヵ月　＜70 mmHg
1〜10歳　　　　　　＜70 mmHg＋（2×年齢）
11歳〜成人　　　　　＜90 mmHg

Simons FE, et al. WAO Journal 2011；4：13-37, Simons FE. J Allergy Clin Immunol 2010；125：S161-81, Simons FE, et al. アレルギー 2013；62：1464-500 を引用改変

図3 アナフィラキシー診断基準

以上の3項目のうちいずれかに該当すればアナフィラキシーと診断する.

（日本アレルギー学会監修：アナフィラキシーガイドライン. 日本アレルギー学会，東京，2014，1 より引用）

表1 アナフィラキシーの初期対応

1. アレルゲン（抗原）物質投与の中止または除去（疑わしいものも含めて）
2. 応援を要請
3. 以下を上記1., 2. と同時進行で行う
   気道確保と酸素投与〜必要と判断したら，気管挿管
   輸液路を確保して急速輸液開始
   アドレナリン投与（筋注または静注）

表2 アナフィラキシーにおけるアドレナリン投与法

1. 筋注
   0.01 mg/kg（最大〜成人 0.5 mg，小児 0.3 mg）を筋注.
   効果を確認しながら5〜15分ごとに反復投与.
2. 静注
   1）成人の場合
   0.01〜0.05 mg を静注.
   効果を確認しながら1〜2分ごとに反復投与.
   循環虚脱の状態であれば 0.1〜1 mg 投与.
   2）小児の場合
   0.005〜0.01 mg を静注.
   効果を確認しながら1〜2分ごとに反復投与.
   心停止またはそれに近い循環虚脱の状態であれば1回 0.01 mg/kg 投与.
3. 持続静脈投与
   0.05〜0.1 μg/kg/min を持続投与.

者は小児のアナフィラキシーでは0.005〜0.01 mgずつ反復静注することにしている. 静注する場合, 100 mLの生理食塩水ボトルにアドレナリン1 mg（1 mL）を入れると約0.01 mg/mLになり投与しやすい.

3. 持続静脈投与：0.05〜0.1 $\mu g/kg/min$を持続投与する.

(2) アドレナリンに反応しない場合

β遮断薬やアンジオテンシン変換酵素阻害薬服用患者ではアドレナリン静注投与の効果が認められない場合がある. このような患者では通常使用量の2〜5倍のアドレナリン投与が必要といわれている[19]が, アドレナリンに加えてほかの昇圧薬（ドパミン, ドブタミンなど）を追加投与する. また, グルカゴン（1〜2 mgを5分おきに筋注または静注投与）, バソプレシン（2〜10単位静注, ただし小児には使用しないこと）を投与する. この場合も必ずアドレナリンを投与したうえで他の薬剤を投与する. 最近ではメチレンブルーの効果について報告があるが, まだエビデンスはない.

(3) 第二選択薬

アナフィラキシー治療薬としてH₁抗ヒスタミン薬やグルココルチコイドがあるが, 作用発現まで時間を要し, またアナフィラキシーショック治療には効果がない.

(4) なぜ, アドレナリンか

アドレナリンは血管, 心臓, 気道など全身に分布するアドレナリン受容体（α_1, β_1, β_2受容体）を介して血圧を上昇させ粘膜浮腫や気道閉塞を改善するが, 肥満細胞と好塩基球が発現するβ_2受容体を介して脱顆粒を抑制する作用ももち, アナフィラキシーを根本的に治療する. アドレナリンβ_2受容体はG蛋白質共役受容体であり, Gs蛋白質を介してアデニル酸シクラーゼ（adenylate cyclase：AC）を活性化し, ATPからcAMPを合成する. このcAMPは結果的に細胞内カルシウムイオン濃度 $[Ca^{++}]i$ を減少させる. $[Ca^{++}]i$ 減少により肥満細胞からの脱顆粒は減少し, また転写因子活性化も抑制されるため, アナフィラキシーの症状は軽減する. 一方, ノルアドレナリンは肥満細胞膜のα_2受容体に結合する. α_2受容体もG蛋白質共役受容体であるが, Gi蛋白質と結合しているためACが抑制され細胞内cAMP濃度が減少し $[Ca^{++}]i$ は上昇して肥満細胞の脱顆粒は増加する. したがってアナフィラキシーの治療に原則としてノルアドレナリンは用いられない. ただし, 冠動脈攣縮が起こるタイプのアナフィラキシー（Kounis症候群）ではこの限りではない. グルカゴンとバソプレシンはそれぞれグルカゴン受容体, V₂受容体に作用するが, これらもG蛋白質共役受容体で, Gs蛋白質を介してACを活性化して細胞内cAMP濃度を増加させるのでアドレナリンが無効のアナフィラキシーに使用される[20].

アナフィラキシーの原因物質の特定

● 要点：アナフィラキシーから1ヵ月ほど経過後に皮膚反応試験を行い, 原因物質を特定する.

アナフィラキシーの治療が奏効して症状が消失したところでアナフィラキシーの治療は完了ではない. まず, ①診断通りアナフィラキシーであったかを確認し, その患者が再度アナフィラキシーショックにならないように②原因物質を特定して, 患者とその家族に情報を提供しなければならない. アナフィラキシーの検査的診断には血中半減期が30分程度と短い血中ヒスタミン濃度よりも, 半減期が長い血中トリプターゼ濃度測定が有効である. また, 最近では好塩基球活性化試験の有効性も報告されているが, 検査可能な施設は限られている. 原因物質の特定には皮膚反応試験（皮内反応テストやプリックテスト）を

アナフィラキシー後1ヵ月ほど経過したところで行う．簡単なテストなので可能ならアナフィラキシーの診断と治療に携わった医師が自身で行うべきである．

おわりに

アナフィラキシーの診断と治療で大切なのは，まずアナフィラキシーを疑うことである．食物であれ，昆虫毒であれ，医薬品であれ，抗原性をもつ（と疑われる）物質が体内に入ったあとで説明がつかない血圧低下や呼吸器症状，意識障害が急速に発症，進行した場合はアナフィラキシーを疑う．アナフィラキシーショック患者の10〜30％は皮膚症状を呈さないので[9]，皮膚症状の有無にこだわり診断が遅れないようにすることも重要である．

[文 献]

1） Dewachter P, Mouton-Faivre C, Emala CW：Anaphylaxis and anesthesia. controversies and new insights. Anesthesiology 111：1141-1150, 2009
2） Baldo BA, Fisher MM：Substituted ammonium ions as allergic determinants in drug allergy. Nature 306：262-264, 1983
3） Johansson SG, Bieber T, Dahl R et al：Revised nomenclature for allergy for global use：report of the Nomenclature Review Committee of the World Allergy Organization, October 2003. J Allergy Clin Immunol 113：832-836, 2004
4） Vecillas Sanchez L, Alenazy LA, Garcia-Neuer M et al：Drug Hypersensitivity and Desensitizations：Mechanism and New Approaches. Int J Mol Sci 18：1316-1332, 2017
5） 日本アレルギー学会 Anaphylaxis 対策特別委員会：アナフィラキシーガイドライン http://www.jsaweb.jp 2014年11月1日発行
6） 伊藤浩明：アナフィラキシーガイドライン—その誘因とプレホスピタルケア—．アレルギー 65：18-21, 2016
7） Pouessel G, Tanno LK, Claverie C et al：Fatal anaphylaxis in children in France：Analysis of national data. Pediatr Allergy Immunol 29：DOI：10.1111/pai.12828, 2018
8） Liew WK, Williamson E, Tang ML：Anaphylaxis fatalities and admissions in Australia. J Allergy Clin Immunol 123：434-442, 2009
9） Moneret-Vautrin DA, Mertes PM：Anaphylaxis to general anesthetics. Chem Immunol Allergy 95：180-189, 2010
10） Simons FE, Ardusso LR, Bilò MB et al：World Allergy Organization. 2012 Update：World Allergy Organization Guidelines for the assessment and management of anaphylaxis. Curr Opin Allergy Clin Immunol 12：389-399, 2012
11） Simons FE：Anaphylaxis：Recent advances in assessment and treatment. J Allergy Clin Immunol 124：625-636, 2009
12） Kemp SF, Lockey RF：Anaphylaxis：a review of causes and mechanisms. J Allergy Clin Immunol 110：341-348, 2002
13） Simons FE：Anaphylaxis. J Allergy Clin Immunol 125：S161-S181, 2010
14） Hundley TR, Gilfillan AM, Tkaczyk C et al：Kit and FcεRI mediate unique and convergent signals for release of inflammatory mediators from human mast cells. Blood 104：2410-2417, 2004
15） Dewachter P, Mouton-Faivre C, Hepner DL：Perioperative Anaphylaxis：What Should Be Known? Curr Allergy Asthma Rep 15：1-10, 2015
16） Sampson HA, Mendelson L, Rosen JP：Fatal and near-fatal anaphylactic reactions to food in children and adolescents. N Engl J Med 327：381-384, 1992
17） Simons FE, Ebisawa M, Sanchez-Borges M et al：2015 update of the evidence base：World Allergy Organization anaphylaxis guidelines. World Allergy Organ J 8：32-47, 2015
18） Kroigaard M, Garvey LH, Gillberg L et al：Scandinavian Practice Guidelines on diagnosis management and follow-up of anaphylaxis during anaesthesia. Acta Anaesthesiol Scand 51：655-670, 2007
19） Goddet NS, Descatha A, Liberge O et al：Paradoxical reaction to epinephrine induced by beta-blockers in an anaphylactic shock induced by penicillin. Eur J Emerg Med 13：358-360, 2006
20） 黒澤 伸：アナフィラキシー 発症メカニズム：免疫学的機序を中心に．LiSA 23：926-933, 2016

特集 エキスパートに学ぶショック管理のすべて
アドバンス編——重症患者のショック管理をワンランクアップさせるために——

Ⅰ．各種ショックの病態生理と臓器障害

4．血液分布異常性ショック

c) 神経原性ショック

1) 現 聖路加国際病院 救急部，2) 香川大学医学部附属病院 救命救急センター　一二三亨[1,2]，切詰和孝[2]

Key words 　神経原性ショック，徐脈，交感神経，副交感神経

point
- 治療のポイントは，十分な輸液を行い，循環血漿量を確保することが先決である．
- 必要に応じて末梢血管収縮作用や心拍数の増加，心収縮力の上昇を期待してドパミンなどのカテコラミン類や硫酸アトロピンなどの薬剤を使用する．

はじめに

　神経原性ショックは，病態別ショック分類の血液分布異常性ショックに含まれ，他の血液分布異常性ショックには敗血症性ショック，アナフィラキシーショックが挙げられる．敗血症性ショックを除く血液分布異常性ショックは4％と非常に少ない[1]．

　神経原性ショックは，交感神経系と副交感神経系のバランスが崩れることにより，末梢血管抵抗が減少し，血管内とくに静脈内容量が増加し，静脈還流量が減少しひき起こされるものである[2]．神経原性ショックは，原因によって器質的神経原性ショックと機能的神経原性ショックの2つに分類される（図1）[2]．器質的神経原性ショックの原因には外傷による脊髄損傷や脳腫瘍による脳幹障害があり，機能的神経原性ショックの原因には迷走神経反射がある[3]．

　脳血管障害や外傷，脳腫瘍などに伴う脳幹部障害による神経原性ショックの病態を図2に示す．延髄の循環中枢が障害されるため，自律神経系の循環調節機能全体が破綻し，ショックとなる．脊髄損傷によるショックと

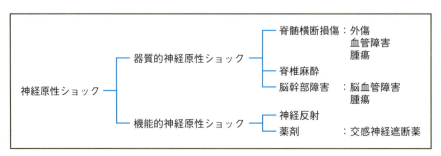

図1　神経原性ショックの分類

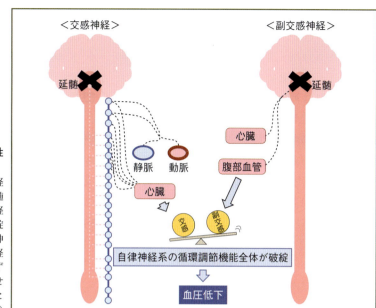

図2 脳幹部障害による神経原性ショックの病態
　脳幹部障害によって自律神経系の循環調節中枢である延髄が障害されるため，自律神経系の循環調節機能全体が破綻し，ショックとなる．交感神経系だけでなく，副交感神経系も遮断されているため必ずしも末梢血管抵抗は低下せず，また徐脈を呈さないこともある． （文献3より引用）

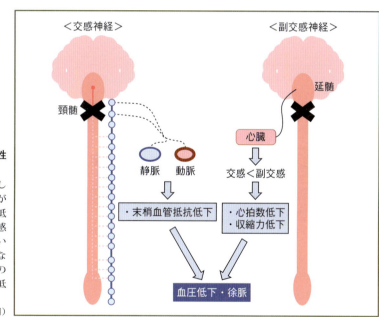

図3 脊髄損傷による神経原性ショックの病態
　頸髄損傷においては，損傷した高位以下の交感神経調節が障害されるため，末梢血管抵抗が低下する．一方，副交感神経の神経伝達は保たれているため副交感神経優位となり，心拍数の低下や収縮力の低下が起こることで血圧は低下し，徐脈を呈する．
（文献3より引用）

は異なり，交感神経系だけでなく，副交感神経系も遮断されているため末梢血管抵抗は必ずしも低下せず，障害の程度によってさまざまな病態を呈する．また徐脈を呈さないこともある．
　次に脊髄損傷による神経原性ショックの病態を図3に示す．一例として脊椎麻酔においては，麻酔薬が高位脊椎のくも膜下腔に流入し，交感神経節前線維が遮断され神経原性ショックを呈することがあり，通常麻酔薬の注入から15分以内に出現する．
　各種薬剤（α遮断薬，β遮断薬）の過量投与あるいは薬物中毒（有機リンなど）においても，神経原性ショックを生じることがあ

り，病歴や薬剤服用歴などにも十分留意しなければならない．

ここで，脊椎・脊髄損傷患者において「脊髄性ショック」という病態を呈することがあるが，これは神経原性ショックとは異なる病態であり注意が必要である．脊髄性ショックとは，脊髄損傷の直後から脊髄の障害部位よりも下位の脊髄機能が失われ，弛緩性麻痺，知覚低下，膀胱直腸障害，腱反射の消失，男性であれば持続勃起症を認めることがある．この機能異常の状態が，数時間〜数週間の間一時的に持続するものを「脊髄性ショック」という．これら一時的な機能異常は，障害された脊髄細胞内のカリウムの喪失とカリウムの細胞外蓄積のため，神経伝導が障害されひき起こされると考えられている．脊髄性ショックの症状は，通常時間経過ともに回復してくるため，その時点で損傷程度が正確に把握できるようになる[3]．

神経原性ショックは血液分布異常性ショックの一つであり自律神経系による調節の破綻が原因であるため，交感神経の遮断症状が主症状となり，血圧低下に加え皮膚は温かく，徐脈が特徴である．低血圧時に徐脈を呈する病態を表1に示す．これらはいずれも神経原性ショックを呈しうる病態であり，患者背景，既往歴，内服薬などに注意しながら診断に至ることが重要である．

表1 血圧低下時に徐脈を呈する病態

・急性心筋梗塞（下壁梗塞）
・低体温
・運動選手
・高齢者
・β遮断薬服用患者のショック
・ペースメーカー挿入中の患者のショック

神経原性ショックの概念と循環の神経性調節について教えてください

●要点：1）交感神経系と副交感神経系のバランスが崩れることにより，神経原性ショックがひき起こされる．

血圧を規定している心機能や末梢血管は，神経性調節と体液性調節を受けている．神経性調節は，「圧受容器−求心性神経−脳幹（延髄）の循環中枢−自律神経（交感神経，副交感神経）」を巡る自律神経系回路により行われており，数秒から数分単位の比較的短時間での調節である．体液性調節はホルモンによる調節で，時間〜日単位での調節が行われ，例えばレニン−アンギオテンシン−アルドステロン系が挙げられる．神経原性ショックは，この神経性調節が破綻することによりひき起こされるショックである．通常，圧受容器は頸動脈洞，心室下壁，心肺圧受容器など血管壁に存在し，生体内の圧力センサーとしてはたらく．血管内圧力に応じて伸展（変形）する程度が電気信号に変換され，脳の循環中枢（延髄）に発信される．圧受容器からの信号を受け取った循環中枢は，遠心路である交感神経系と副交感神経系に信号を出し，それが標的臓器（心臓，血管）に伝わると，交感神経と副交感神経の拮抗作用のバランスによって心拍数，心収縮能，血管径が調節される．交感神経系・副交感神経系の支配の様子を図4に示す．この交感神経系と副交感神経系のバランスが崩れることにより，神経原性ショックがひき起こされる[4,5]．

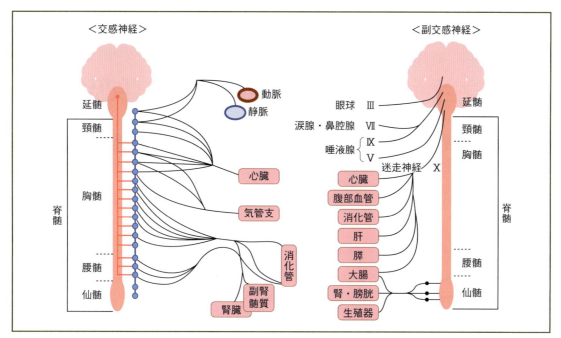

図4 交感神経・副交感神経の支配

（文献3より引用）

［文 献］

1） Vincent JL, De Backer D：Circulatory shock. N Engl J Med 369：1726-1734, 2013
2） 丸藤 哲 他編：救急診療指針 改訂第3版. へるす出版, p101, 2008
3） 一二三亨, 切詰和孝, 藤島清太郎 他：プライマリー（神経原性）ショックの診断・治療. 救急医学 39：599-602, 2015
4） 堀 進悟：神経原性ショックの病態, 診断と治療戦略とは？ 救急・集中治療 21：985-990, 2009
5） 小澤瀞司, 福田康一郎 他編：標準生理学 第7版. 医学書院, 2009

特集 エキスパートに学ぶショック管理のすべて

アドバンス編―重症患者のショック管理をワンランクアップさせるために―

Ⅱ．ショック・臓器障害治療の実際

1. ショックに伴う ARDS と呼吸管理

広島大学大学院 医歯薬保健学研究科 救急集中治療医学 京 道人，志馬 伸朗

Key words 肺胞上皮傷害，血管内皮傷害，Berlin 定義，肺保護換気，ステロイド，ECMO

point

▶ ARDS の機序は全身性あるいは/および肺内の炎症惹起に伴い，種々のサイトカインが関与する肺胞上皮傷害，血管内皮傷害である．

▶ 敗血症性ショックや出血性ショックなどのショック病態もその発生に関連する．

▶ ARDS の診断には，Berlin 定義が用いられるが，問題点もある．

▶ 治療戦略は ARDS 診療ガイドラインを参考にする．

▶ ショックを合併した ARDS において，少量ステロイドは有益な可能性がある．

▶ ショックを合併する ARDS に対して，経験豊富な施設では ECMO の導入も検討する．

ARDS の発症機序

●要点：1）ARDS の発症は全身性および肺局所の炎症性先行病変に起因する．

　　　　2）ショックは重要な先行病変である．

　　　　3）マクロファージや好中球などが活性化し，サイトカインを放出することで ARDS をきたす．

　概略を**図 1** に示す．

　ARDS 発症は炎症性の先行病変に起因する．肺炎などの直接肺損傷のみならず，非呼吸器感染の敗血症や外傷といった，肺には間接的な病態でも炎症が生じる．また，細胞障害に伴い放出されるミトコンドリア DNA も炎症惹起のトリガーとなる[1]．特に敗血症性ショックや，出血性ショックは重要な先行病変と考えられ[2]，重症敗血症/敗血症性ショックの 40% に急性肺損傷（acute lung injury：ALI）を併発するとの報告もある[3]．

　炎症の発生後，TLR（Toll-like receptor）や NLR（nucleotide-binding oligomerization domain-like receptor）を介した免疫反応により，肺胞マクロファージや好中球などの炎症細胞が活性化する．TLR4 が中心的役割を担うが，TLR3 も高濃度酸素による肺損傷を仲介する[4]．NLR は，微生物リガンドや内在性サイトカインにより活性化され，急性肺障害の炎症惹起に重要な役割を担っている[5]．

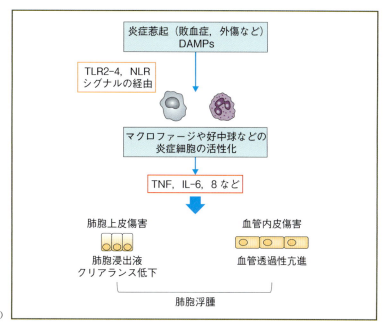

図1 ARDSの発症機序
（文献6を参照して作成）

活性化した炎症細胞がTNF, IL-6, 8などのサイトカインを放出し，ユビキチンプロテオソームシステムの活性化もあいまって[7]，肺胞上皮傷害や血管内皮傷害をきたす．肺胞浸出液のクリアランス低下や肺血管透過性亢進から肺胞内に高蛋白な浸出液が充満することで，ガス交換障害や肺コンプライアンス低下がひき起こされる．

ARDSの診断基準

●要点：1） 2012年に発表されたBerlin定義が用いられる．
　　　　2） Berlin定義には問題点もある．

■ 1. AECC定義

1994年にAECC（The American-European Consensus Conference on ARDS）定義（**表1**）が提案された．これにより，ARDSの定義が統一/明確化され，本定義に基づく多くの臨床研究がなされた．しかし，"急性"が不明瞭であること，胸部X線評価の信頼性が低いこと，肺動脈楔入圧(pulmonary artery wedge pressure：PAWP）高値とARDSは並存すること，そしてP/F（PaO_2/F_1O_2）比に人工呼吸器設定が考慮されていないことなどの問題点も指摘された．

表1 ARDSの定義（AECC定義）

経過	急性発症	
胸部X線	両側浸潤影	
肺動脈楔入圧（PAWP）	PAWP≦18mmHgまたは左房圧上昇の臨床所見がない	
酸素化による分類（PEEPは考慮しない）	ALI	ARDS
	200mmHg＜PaO_2/F_1O_2≦300mmHg	PaO_2/F_1O_2≦200mmHg

表2 ARDS の定義（Berlin 定義）

急性発症	明らかな誘因，または呼吸器症状の出現/悪化から1週間以内		
胸部画像 （X線/CT）	両側性陰影 （胸水，無気肺，結節のみでは説明できない）		
肺水腫の原因	心不全や輸液過量のみでは説明できない （可能なら心エコーなどでの客観的評価が必要）		
酸素化障害に 基づく重症度	軽症	中等症	重症
	200mmHg<PaO_2/F_IO_2 ≦300mmHg（PEEP かCPAP≧5cmH$_2$O）	100mmHg<PaO_2/F_IO_2 ≦200mmHg，PEEP≧ 5cmH$_2$O	PaO_2/F_IO_2≦ 100mmHg，PEEP≧ 5cmH$_2$O

（文献8より引用）

2. Berlin 定義

AECC 定義の問題点を改善する目的で，2012年に Berlin 定義（**表2**）が発表された[8]．具体的な変更点は，①急性発症の定義（先行病変の存在）の明確化，②胸部 X 線による診断において，診断精度向上のため，"両側浸潤影：胸水，無気肺，肺結節のみで説明できない"と定義した，③心不全否定の要素として，PAWP は削除し，心不全もしくは過剰輸液のみでは説明できない肺水腫，とした，④酸素化は吸気終末陽圧（positive end-expiratory pressure：PEEP）によって変化するため，少なくとも5cmH$_2$O 以上の PEEP または持続気道内陽圧（continuous positive airway pressure：CPAP）の使用を必要とした，⑤ALI という定義を廃止し，酸素化により軽症，中等症，重症の3段階に重症度分類した，ことである．

3. Berlin 定義の問題点

（1）外的妥当性

Berlin 定義の外的妥当性を検討した前向き観察研究では240例の ARDS 患者の28日死亡率が35.0%で，重症度別の死亡率は軽症30.9%，中等症27.9%，重症49.3%であっ

た[9]．これは，フランス・リヨンにおける10の大学附属病院の ICU における前向き観察研究に基づいており，異なる国や医療現場での重症度別死亡率とは一致しない可能性もある．また，PEEP の値や PEEP を開始してからの時間が定まっていないため，P/F 比の評価に影響を与えている．

（2）HFNC 装着患者

少なくとも5cmH$_2$O 以上の PEEP または CPAP の使用が必須であるため，経鼻高流量酸素療法（high flow nasal cannula：HFNC）を装着している患者は必然的に診断基準から外れる．ARDS 患者で HFNC を使用した場合，挿管が遅れることが予後悪化に関連するとの報告[10]もあり，注意が必要である．

（3）病理学的診断との不一致

ARDS は多彩な原因疾患による肺傷害の集合である．ARDS は病理学的にはびまん性肺胞傷害をきたすが，Berlin 定義を用いてARDS と診断された患者の肺組織を病理学的に検討したところ，実際にびまん性肺胞傷害をきたしていたのは45%であったとの報告がある[11]．臨床的診断基準と，病理学的所見には乖離がある可能性がある．

ARDSの治療戦略

●要点：1) ARDS診療ガイドラインに従った加療を行う．
2) ショック合併患者において，ステロイドの使用はショックからの離脱および人工呼吸器管理離脱を促進させる可能性がある．
3) ショックを合併するARDS患者において，経験豊富な施設ではECMO導入を考慮するが，管理法については定まっていない．

1. ARDS治療

ARDSの治療に関するRCTの中で，予後改善を証明したものは数少ない．Berlin定義を基に，重症度に応じた治療選択肢が検討されている[12]（図2）．肺保護換気といわれる，少ない一回換気量を用いた人工呼吸器関連肺傷害を防ぐ呼吸器管理が基本となる．その他に，駆動圧を低く保つこと，少量ステロイド投与，水分制限管理，高めのPEEP設定などが有益とされる．我が国ではARDS診療ガイドライン2016（3学会合同ARDS診療ガイドライン2016作成委員会）が参照できる．

2. ステロイド投与

ARDSや敗血症性ショックを対象とした研究で，大量のステロイドを使用するいわゆるパルス療法（メチルプレドニゾロン30mg/kg/day）の効果は，予後悪化につながるものとして1990年初頭までに否定された．その後に，メチルプレドニゾロン1～2mg/kg/day，あるいはハイドロコルチゾン200mg/dayなどの少量ステロイドの可能性が検討された．これら少量ステロイド投与の効果を評価したメタ解析では，死亡率は改善しないが（41.9% vs 52.6%，relative risk（RR）0.83；

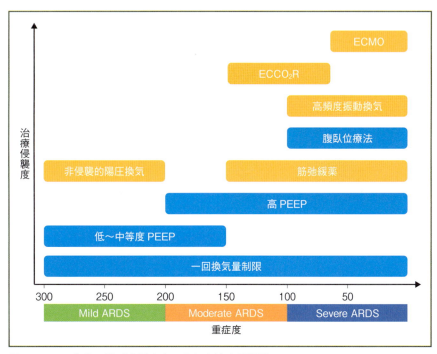

図2 Berlin定義に基づく重症度に応じた治療選択肢
オレンジはエキスパートオピニオンレベルの治療．ECMO：extracorporeal membrane oxygenation，ECCO₂R：extracorporeal CO₂ removal. （文献12を参照して作成）

95％ confidence interval（CI）0.65〜1.07，$p=0.15$），ventilator free days（VFD）を増加させる（12.3日 vs 6.7日，RR 5.69；95％CI 3.44〜7.94，$p<0.00001$）結果となった．また，敗血症性ショック患者を対象としたRCTでは，ハイドロコルチゾン200 mg/day投与群で，プラセボ群と比較しショックが早期に改善した[13]．敗血症性ショックを合併したARDSにおいて，昇圧薬としてのハイドロコルチゾン200 mg/day量の投与を検討してもよいと考えられる．

3．水分管理

輸液負荷は，各種ショックに対する初期治療として不可欠な介入である．しかし，過剰な輸液による肺内水分量の増加が，肺傷害病態を悪化させる懸念もある．2006年に行われたFACTT研究は，急性肺傷害患者を自由な輸液管理を行う群と，輸液制限管理を行う群とに分けて予後を比較した．対象患者の34.5％がショックを合併していた．輸液制限群の方が自由輸液群に比べてVFDが長く（14.6日 vs 11.2日，$p<0.001$），生命予後については有意な差は認めなかった[14]．敗血症性ショックや外傷性出血性ショックでも，不適切な過剰輸液は臓器障害や予後悪化との関連性が報告されている．2017年に行われたメタ解析では，ARDSや敗血症患者において，輸液制限を行った群ではVFDを増加させ（1.8日，95％CI 0.53〜3.10），ICU滞在日数を短くさせる[15]（1.9日，95％CI 0.12〜3.64）．

一方，敗血症性ショックに対して入院後24時間の輸液量とARDSへの進展には相関がないとの報告がある[16]．Murphyらは，前述のFACTT研究を二次解析し，初期蘇生時と初期蘇生終了後の管理で輸液量を適切に調節することの有用性を示唆している．すなわち初期蘇生時には血管作動薬投与前に一定量の急速輸液投与を行う，などの適切な輸液投与を行い，初期蘇生終了後は輸液を制限し，マイナスバランスを目指し輸液を適切に制限することが予後改善につながる可能性がある[17]（図3）．

4．PEEP設定

高いPEEP設定による肺胞リクルートメントは，中等症から重症ARDSでは予後を改善

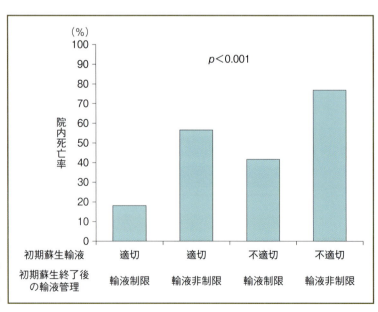

図3　初期蘇生時と初期蘇生終了後の輸液管理
（文献17より引用）

させることが示唆される[18]. 一方, 軽症の ARDS の予後を悪化させうる. 高い PEEP の害として, 過剰な肺胞過進展に伴う肺傷害に加えて, 静脈還流の悪化に伴う血圧低下があげられる. 実際に ARDS 患者で PEEP の程度と循環動態の変動を評価した報告では, 正常循環血漿量の患者において 10〜20cmH2O の PEEP は循環動態に与える影響は少ないと考えられたが[19], ショック状態など循環血漿量減少患者では循環動態に影響を与えると考えられる[20].

頭部外傷患者では, PEEP 設定による頭蓋内圧への影響も懸念される. ARDS に対して PEEP をかけることは必要と考えられるが, 頭蓋内圧や脳灌流圧の変化には注意が必要である[21].

ECMO 加療について

■ 1. 概　略

体外式膜型人工肺（extracorporeal membrane oxygenation：ECMO）は, 通常の人工呼吸器のみでは対応できない致死的な低酸素症に対する呼吸補助目的と, 敗血症性ショックや外傷性ショックに伴う ARDS に対する呼吸循環補助目的で使用される.

ARDS に対する VV（veno-venous）ECMO の効果を評価した唯一の RCT には, 英国の ECMO センターの一つであるグレンフィールド総合病院を中心に行われた CESAR trial がある. 本研究の対象患者は, 18〜65 歳の可逆的な肺傷害と考えられ, Murray score（表3）が 3 点以上か pH 7.20 以下の非代償性高二酸化炭素血症であった. VV（veno-venous）ECMO 群で, 従来の人工呼吸器管理群と比較し, 死亡もしくは重症機能不全などの不良な転帰の発生率が低下した[22]（RR 0.69；95％CI 0.05〜0.97, $p＝0.03$）.

現時点での ARDS に対する ECMO の適応は, ①肺の病変が可逆的と考えられること, ②従来の人工呼吸器管理では生命の維持が困難か, 現行の設定が続くことで肺に不可逆的な傷害が及ぶと予想される場合, である（表4）.

敗血症性ショックに対する ECMO 使用は, 新生児・小児領域での知見集積が進み, 新生児の治療抵抗性敗血症性ショックに対して ECMO 導入した場合, 生存率はおよそ 75〜80％と報告がある[23]. ただし, 成人の敗血症性ショック合併 ARDS に対する VA（veno-arterial）ECMO については, RCT による検証を経ていない. 適応や開始基準についても定まったものはなく, 今後の検討課題である.

■ 2. モードと回路選択について

循環動態が安定している重症呼吸不全では VV ECMO が選択される. 敗血症性ショック合併など呼吸循環補助を用する場合には VA ECMO が選択される.

重症敗血症患者に対するプロペンシティスコアマッチを用いた多施設観察研究では, ECMO 使用群と非使用群では院内生存に差は認めなかった（hazard ratio（HR）0.854；95％CI 0.531〜1.373, $p＝0.515$）が, 呼吸器感染症による重症敗血症患者では, ECMO 使用群において生存期間が長期であった（HR 0.498；95％CI 0.279〜0.889, $p＝0.018$）[24]. これらの知見は, ショック非合併の重症呼吸不全での VV ECMO の効果を支持する. なお, 外傷による ARDS 患者に対する VV ECMO は, 症例シリーズの報告に限られる[25]. 外傷患者の急性期における体外循環の適用に際しては抗凝固薬の使用や, 止血のための輸血管理も含めた特別な配慮が必要となり, その有効性に影響する.

敗血症性ショックによる循環不全を合併し

表3 Murray score

胸部X線スコア		点数
肺水腫	全体の0%	0
	全体の25%	1
	全体の50%	2
	全体の75%	3
	全肺野	4
低酸素スコア		
PaO_2/F_iO_2	≧300	0
	225～299	1
	175～224	2
	100～174	3
	＜100	4
PEEPスコア		
PEEP	≦5cmH$_2$O	0
	6～8cmH$_2$O	1
	9～11cmH$_2$O	2
	12～14cmH$_2$O	3
	≧15cmH$_2$O	4
コンプライアンススコア		
コンプライアンス	≧80mL/cmH$_2$O	0
	60～79mL/cmH$_2$O	1
	40～59mL/cmH$_2$O	2
	20～39mL/cmH$_2$O	3
	≦19mL/cmH$_2$O	4
上記4項目の平均点		
	肺傷害なし	0
	軽度～中等度の肺傷害	0.1～2.5
	重度の肺傷害	＞2.5

（文献26を参照して作成）

表4 ARDSに対するECMOの適応

適応	重症低酸素血症（少なくとも6時間以上15～20cmH$_2$OのPEEP下にPaO$_2$/F$_i$O$_2$＜80） アシデミアを伴う非代償性の高二酸化炭素血症（pH＜7.15） 過剰に高いプラトー圧（35～45cmH$_2$O以上）
相対的禁忌	高いプラトー圧（30cmH$_2$O以上）を7日以上 高いF$_i$O$_2$（0.8以上）を7日以上 アクセス可能な血管がない 不可逆的な脳損傷や治療不能な悪性腫瘍などの臓器傷害
絶対禁忌	抗凝固困難な状態

（文献27を参照して作成）

たARDSに対するVA ECMO導入に関しては，質の高い臨床研究は存在しない．肺病変の回復のない時点で自己心機能のみが改善した場合，自己肺を流れた酸素飽和度の低い血液が冠動脈，右上肢，脳循環に優先的に灌流し，これら重要臓器への酸素供給が不足する懸念も生じうる．このような場合にはVV ECMOあるいはVAV ECMOへの移行も検討される．

いずれにせよ現時点において，ショックを併発したARDS患者において，ECMOそのものの適用の有用性，加えてVVあるいはVA ECMOの優位性について検討した報告はなく，選択基準もない．敗血症性ショックやARDSに対するECMO管理（VV or VA）は非常に複雑であり，適応のみならず管理上の解決されない問題点を多く含む．ECMO導入に際しては，多くの人的資源や経験，そしてスタッフの継続したトレーニングが必須である[28]．特に我が国においては集約化したECMO管理が進んでおらず診療システム全体としての課題も存在している．

［文　献］

1） Zhang Q, Itagaki K, Hauser CJ：Mitochondrial DNA is released by shock and activates neutrophils via p38 map kinase. Shock 34：55-59, 2010

2） Greer R：The temporal evolution of acute respiratory distress syndrome following shock. Eur J Anaesthesiol 27：226-232, 2010

3） Fujishima S, Gando S, Saito D et al；Japanese Association for Acute Medicine Sepsis Registry（JAAM SR）Study Group：Infection site is predictive of outcome in acute lung injury associated with severe sepsis and septic shock. Respirology 21：898-904, 2016

4） Murray LA, Knight DA, McAlonan L et al：Deleterious role of TLR3 during hyperoxia-induced acute lung injury. Am J Respir Crit Care Med 178：1227-1237, 2008

5） Franchi L, Planillo RM and Núñez G：Sensing and reacting to microbes via the inflammasomes. Nat Immunol 13：325-332, 2012

6） Han S, Mallampalli RK：The acute respiratory distress syndrome：from mechanism to translation. J Immunol 194：855-860, 2015

7） Vadász I, Weiss CH, Sznajder JI：Ubiquitination and proteolysis in acute lung injury. Chest 141：763-771, 2012

8） The ARDS Definition Task Force；Ranieri VM, Rubenfeld GD, Thompson BT et al：Acute respiratory distress syndrome：The Berlin Definition. JAMA 307：2526-2533, 2012

9） Hernu R, Wallet F, Thiolliére F et al：An attempt to validate the modification of the American-European consensus definition of acute lung injury/acute respiratory distress syndrome by the Berlin definition in a university hospital. Intensive Care Med 39：2161-2170, 2013

10） Kangelaris KN, Ware LN, Wang CY et al：Timing of Intubation and Clinical Outcomes in Adults with Acute Respiratory Distress Syndrome. Crit Care Med 44：120-129, 2016

11） Thille AW, Esteban A, Fernández-Segoviano P et al：Comparison of the Berlin definition for acute respiratory distress syndrome with autopsy. Am J Respir Crit Care Med 187：761-767, 2013

12） Ferguson ND, Fan E, Camporota L et al：The Berlin definition of ARDS：An expanded rationale, justification, and supplementary material. Intensive Care Med 38：1573-1582, 2012

13） Venkatesh B, Finfer S, Cohen J et al；ADRENAL Trial Investigators and the Australian-New Zealand Intensive Care Society Clinical Trials Group：Adjunctive glucocorticoid therapy in patients with septic shock. N Engl J Med 378：797-808, 2018

14） National Heart, Lung, and Blood Institute Acute Respiratory Distress Syndrome（ARDS）Clinical Trials Network：Comparison of two fluid-management strategies in acute lung injury. N Engl J Med 354：2564-2575, 2006

15） Silversides JA, Major E, Ferguson AJ et al：Conservative fluid management or deresuscitation for patients with sepsis or acute respiratory distress syndrome following the resuscitation phase of critical illness : a systematic review and meta-analysis. Intensive Care Med 43 : 155-170, 2017

16) Chang DW, Huynh R, Sandoval E et al : Volume of fluids administered during resuscitation for severe sepsis and septic shock and the development of the acute respiratory distress syndrome. J Crit Care 29 : 1011-1015, 2014

17) Murphy CV, Schramm GE, Doherty JA et al : The importance of fluid management in acute lung injury secondary to septic shock. CHEST 136 : 102-109, 2009

18) Goligher EC, Hodgson CL, Adhikari NK et al : Lung recruitment maneuvers for adult patients with acute respiratory distress syndrome. Ann Am Thorac Soc 14 : S304-S311, 2017

19) Bruhn A, Hernandez G, Bugedo G et al : Effects of positive end-expiratory pressure on gastric mucosal perfusion in acute respiratory distress syndrome. Crit Care 8 : R306-R311, 2004

20) Pinsky MR : Cardiovascular issues in respiratory care. Chest 128 : 592s-597s, 2005

21) Torre VD, Badenes R, Corradi F et al : Acute respiratory distress syndrome in traumatic brain injury : how do we manage it? J Thorac Dis 9 : 5368-5381, 2017

22) Peek GJ, Mugford M, Tiruvoipati R et al ; CESAR trial collaboration : Efficacy and economic assessment of conventional ventilatory support versus extracorporeal membrane oxygenation for severe adult respiratory failure (CESAR) : a multicentre randomised controlled trial. Lancet 374 : 1351-1363, 2009

23) 市場晋吾，落合亮一，竹田晋浩，監："ECMO：Extracorporeal Cardiopulmonary Support in Critical Care 4th ed. 日本語版"，ECMO プロジェクト，2015

24) Takauji S, Hayakawa M, Ono K et al : Respiratory extracorporeal membrane oxygenation for severe sepsis and septic shock in adults : a propensity score analysis in a multicenter retrospective observational study. Acute Med Surg 4 : 408-417, 2017

25) Robba C, Ortu A, Bilotta F et al : Extracorporeal membrane oxygenation for adult respiratory distress syndrome in trauma patients : A case series and systematic literature review. J Trauma Acute Care Surg 82 : 165-173, 2017

26) Murray JF, Matthay MA, Luce JM et al : An expanded definition of the adult respiratory distress syndrome. Am Rev Respir Dis 1988720-723, 1988

27) Brodie D1, Bacchetta M : Extracorporeal membrane oxygenation for ARDS in adults. N Engl J Med 365 : 1905-1914, 2011

28) Combes A, Brodie D, Bartlett R et al : Position paper for the organization of extracorporeal membrane oxygenation programs for acute respiratory failure in adult patients. Am J Respir Crit Care Med 190 : 488-496, 2014

2018年度　年間購読受付中

☞ *Critical Care* の総合誌

救急・集中治療

隔月刊＋臨増号／B5判／本文平均200頁(通常号)／定価(本体 5,600 円＋税)(通常号)
定価(本体 6,500 円＋税)(臨増号)

■2018年(30巻)の特集予定■

1号	エキスパートに学ぶ 栄養管理のすべて	編：小谷穣治
2号	ER, ICU のための 循環器疾患の見方，考え方 ―エキスパートの診断テクニック―	編：佐藤直樹
3号	エキスパートに学ぶ ショック管理のすべて	編：垣花泰之
4号	エキスパートに学ぶ 脳神経集中治療 (仮)	編：黒田泰弘
5号	エキスパートに学ぶ Sepsis 敗血症バンドル (仮)	編：松田直之
臨増号	徹底ガイド DIC のすべて 2018 (仮)	編：丸藤　哲

⋮ (以下続刊)

■2017年(29巻)の特集■

通常号：定価(本体 4,600 円＋税)
臨増号：定価(本体 6,400 円＋税)

1・2号	ARDS ―その常識は正しいか？―	編：大塚将秀
3・4号	不整脈―その常識は正しいか？―	編：里見和浩
5・6号	ショック管理 ―ショックと臓器障害連関のメカニズム―	編：垣花泰之
7・8号	抗菌薬 ―その常識は正しいか？―	編：志馬伸朗
9・10号	エキスパートに学ぶ 呼吸管理のすべて	編：大塚将秀
11・12号	エキスパートに学ぶ 輸液管理のすべて	編：鈴木武志
臨増号	ER・ICU における 手技の基本と実際 ―ベテランに学ぶトラブル回避法―	編：西村匡司

●Honorary Editors	●Editors
天羽敬祐 早川弘一 島崎修次 相馬一亥 山科　章	岡元和文 行岡哲男 横田裕行 久志本成樹 大塚将秀 志馬伸朗 松田直之 山本　剛

● *Critical Care* にたずさわる ICU, 救急, 麻酔, 外科,
　　内科の医師とコメディカル対象に，解説と情報を満載！

● 読みやすい 「Q&A 方式」 などを用いて編集し，隔月で刊行！

2018 年度　年間購読料　40,000円(税込)〈通常号 6 冊＋臨増号 1 冊〉

■年間購読をお申込の場合 3,308 円の割引です.

■直送雑誌の送料は弊社負担. 毎号刊行次第, 確実にお手元に直送いたします.

■本誌のFAX送信書に必要事項をお書き込みのうえ, お申し込み下さい.

総合医学社　〒101-0061　東京都千代田区神田三崎町 1-1-4
TEL 03(3219)2920　FAX 03(3219)0410　http://www.sogo-igaku.co.jp

特集 エキスパートに学ぶショック管理のすべて

アドバンス編―重症患者のショック管理をワンランクアップさせるために―

Ⅱ. ショック・臓器障害治療の実際

2. ショックに伴う AKI と血液浄化療法

東京大学医学部 救急科学　土井研人

Key words ▶ 急性腎障害，敗血症，心不全，腎うっ血，開始タイミング

point

▶ ショックに伴う AKI は敗血症性ショックと心原性ショックに多く発症する．

▶ 敗血症性ショックにおける AKI の病態は複雑で単一原因によらない．

▶ 心原性ショックにおける AKI には腎うっ血の要素が関与していると考えられている．

▶ 血液浄化療法のモダリティおよび開始タイミングに関するエビデンスはいまだ不十分である．

はじめに

　急性腎障害（acute kidney injury：AKI）は敗血症や心不全などショックを呈する病態における重篤な合併症の一つであり，有意に死亡率を上昇させることが数多くの疫学研究にて明らかとされている．2012 年に KDIGO から発表された「急性腎障害のための KDIGO 診療ガイドライン」において，国際標準とされる AKI 診断基準が発表されている（**表 1**）．2016 年に公表された日本版敗血症診療ガイドライン 2016（J-SSCG2016）

表 1　KDIGO ガイドラインによる AKI 診断基準と重症度分類

定義	1. ΔsCre＞0.3mg/dL（48h 以内） 2. sCre の基礎値から 1.5 倍上昇 3. 尿量 0.5mL/kg/h 以下が 6h 以上持続	
	sCre	尿量
Stage 1	ΔsCre＞0.3mg/dL or sCre　1.5〜1.9 倍上昇	0.5mL/kg/h 未満 6h 以上
Stage 2	sCre　2.0〜2.9 倍上昇	0.5mL/kg/h 未満 12h 以上
Stage 3	sCre　3.0 倍〜上昇 or sCre＞4.0mg/dL までの上昇 or 腎代替療法開始	0.3mL/kg/h 未満 24h 以上 or 12h 以上の無尿

定義 1〜3 の一つを満たせば AKI と診断する．sCre と尿量による重症度分類では重症度の高いほうを採用する．

および日本における AKI 診療ガイドラインである「急性腎障害（AKI）診療ガイドライン 2016」では，AKI の診断に際して KDIGO 診断基準を使用するべきか？というクリニカルクエスチョンに対して定性的システマティックレビューが行われた．KDIGO 診断基準は院内死亡率の予測において RIFLE および AKIN 基準と比較して劣らないこと，ただし腎予後の予測については不明である，という結論となった．今後も臨床研究による知見の集積は必要であるが，KDIGO 基準が国際的に認知された標準的な診断基準として今後も用いられる可能性が高いと思われる．

健常状態において酸素供給量は酸素消費量を常に上回っており，酸素供給量が減少しても組織は供給される酸素の摂取量（酸素摂取率）を増加させることにより，必要な酸素需要を満たしている．ショックとは酸素摂取率の増加（最大約 50～60%）による代償が限界を超え，組織が酸素不足に陥り代謝障害をきたした状態と定義される．一方，最新の定義では敗血症は「感染への制御不能の宿主反応に基づく，生命を脅かす臓器障害」とされ，敗血症性ショックは「死亡率を増加させるに十分に重篤な循環，細胞，代謝の異常を有する敗血症の一部」とされ，具体的には「平均血圧 65 mmHg 以上を維持するための循環作動薬を必要とし，かつ血清乳酸値が 2 mmol/L を超える状態」である．ショックに伴う AKI は，臨床的には敗血症性ショックあるいは心原性ショックによって惹起されることが多いと思われる．本稿においては，これら二つのショックを伴う AKI について述べ，血液浄化療法の役割についても考察する．

敗血症性ショックと AKI

●要点：1）敗血症性ショックにおける AKI の病態には複数の要因が関与している．
　　　　2）Toll 様受容体の関与やミトコンドリア障害などが注目されている．

これまで数多くの基礎研究により敗血症性 AKI の病態解明が試みられてきた．敗血症の病態の中心は感染に対する過剰な炎症反応であることから，感染防御の最前線に位置する innate immunity（自然免疫）におけるパターン認識受容体（pattern-recognition receptors：PRRs）である Toll-like 受容体（TLR）を介したシグナルが敗血症性 AKI においても検証された．Cunningham らはリポポリサッカライド（lipopolysaccaride：LPS）抵抗性で知られる TLR4 受容体変異マウス（C3H/HeJ）と野生型マウスの腎移植実験を用いて，腎組織に存在する TLR4 ではなく腎臓以外の臓器・血球系に存在する TLR4 を介したシグナルが LPS 投与モデルにおける AKI の発症に関与していることを報告した[1]．しかし，TAK-242（TLR4 シグナルの抑制）あるいは E5564（LPS/TLR4 結合阻害）といっ

た TLR4 をターゲットとした薬剤は臨床応用に至らず，その開発が中止されている．盲腸結紮穿刺（cecal ligation and puncture：CLP）モデルにおいては，TLR4 ノックアウトマウスの臓器保護は観察されず，TLR4 の下流に位置する MyD88 あるいは細菌 DNA を認識する TLR9 を遺伝学的にノックアウトしたマウスにおいて AKI が軽減した[2,3]．

敗血症性ショックをきたした場合には，腎灌流圧低下から糸球体濾過が減少するが，糸球体のみならず尿細管間質における傍尿細管毛細血管系（peritubular capillary：PTC）における虚血も敗血症性 AKI の病態形成に関与している．腎虚血再灌流モデルにおいては，PTC における血流が低下するのみならず，完全に血流が停止している毛細血管が観察され，一部の毛細血管系では逆行性の血流が認められると報告されている[4]．PTC にお

ける循環が破綻することで尿細管上皮細胞が重篤な低酸素状態に晒されていることも報告されている[5]. 敗血症性 AKI の早期では尿細管上皮細胞における Na 再吸収が亢進して, fractional exretion of sodium（FENa）が 1 ％以下を呈することが多いが[6], その後乏尿を呈するとともに FENa の上昇が観察されることが多い. PTC は糸球体輸出細動脈から血流を供給されており, いわゆる腎前性 AKI が遷延して腎性 AKI に移行するといった臨床像においては, このようなメカニズムが関与していると考えられる.

AKI の病理学的所見として急性尿細管壊死（acute tubular necrosis：ATN）が広く知ら

れているが, 特に敗血症性 AKI ではヒトおよびげっ歯類における動物モデルにおいても著明な ATN は観察されることはむしろまれである[7]. マウス敗血症性 AKI モデルにおいて, ミトコンドリア生合成（mitochondrial biogenesis）生合成のマスター分子である peroxisome proliferator-activated receptor gamma coactivator 1-α（PGC-1α）の腎組織での発現低下が観察され, さらに PGC-1α ノックアウトマウスでは LPS による敗血症性 AKI が増悪した[8]. これらのデータは PGC-1α によるミトコンドリア生合成の維持が敗血症における AKI 予防, 進展防止に重要であることを示唆するものである.

心原性ショックと AKI

● 要点：1）心原性ショックにおける AKI は心腎症候群として認識される.
　　　　2）低灌流のみならず腎うっ血も AKI の病態に関与している.

慢性腎臓病（chronic kidney disease：CKD）は心血管イベントの独立した危険因子であることは広く知られている[9,10]. 近年, CKD のみならず AKI も含めた腎疾患と心不全や冠動脈疾患といった心疾患の合併を心腎症候群（cardio-renal syndrome：CRS）として認識することが提唱されるようになった（表2）[11]. ICU にて治療が必要な重症心疾患症例

は AKI の合併頻度が高いが, 循環器領域では CRS という用語が用いられるより以前から worsening renal function（WRF）として, AKI が予後悪化因子の一つとして報告されてきていた[12〜14].

心原性ショックにおける AKI の病態は, 心拍出量低下による腎灌流圧の低下のみならず, 中心静脈圧上昇に示される腎うっ血によ

表2　心腎連関症候群の分類

Cardio-renal syndrome 分類			
Type 1	Acute	Cardio-renal	心疾患に起因する腎障害
Type 2	Chronic	Cardio-renal	心疾患に起因する腎障害
Type 3	Acute	Reno-cardiac	腎疾患に起因する心血管障害
Type 4	Chronic	Reno-cardiac	腎疾患に起因する心血管障害
Type 5	Secondary	Systemic disease	糖尿病・敗血症など

表3　糸球体濾過低下をきたす要因と生理学的効果

体血圧低下	↓係締静水圧
輸入細動脈収縮, 輸出細動脈拡張	↓係締静水圧
腎間質浮腫, 尿細管閉塞	↑ボウマン腔内圧
外部からの腎圧迫（ACS）	↑ボウマン腔内圧
腎血流低下	↑膠質浸透圧

りAKIが惹起されると考えられている．また，糸球体濾過圧は，糸球体係締における静水圧からボウマン腔内圧と膠質浸透圧を引い

たもので規定されるため，**表3**に示すような要因により低下することがわかる．

血液浄化療法

●**要点：1）エビデンスは乏しいが循環不安定症例には持続的血液浄化療法がエキスパートコンセンサスとして推奨されている．**

　　　2）血液浄化療法開始時期についての臨床研究が盛んに行われている．

　循環動態が不安定な状況における血液浄化療法は，間欠的なものよりも持続的な治療法が優位であることは当然と思われる．しかし，複数のエビデンスレベルの高い多施設ランダム化比較研究（randomized controlled trial：RCT）においてAKIに対する持続的腎代替療法（CRRT）と間欠的腎代替療法（IRRT）では生存率などのアウトカムにおいて有意な差がみられていない．すなわちエビデンスだけを額面通りに受け取るとCRRTとIRRTでは治療効果に差がなく，実際の臨床で受ける印象と大きく異なる．日本の大規模データベースであるDPCデータベースを用いた検討では，ICUにおけるRRTにおいて約80％の症例がCRRTによって治療されていること，投与されるカテコラミンの種類が増えるに従ってCRRTが選択される割合が上昇すること，などが報告されている[15]．J-SSCG2016および急性腎障害（AKI）診療ガイドライン2016で詳細に文献が検証され，いくつかのRCTでは循環動態が不安定な症例が除外されている，あるいはIRRTからCRRT（あるいはCRRTからIRRT）への移行が容認されていることが確認され，エキスパートコンセンサスとして，循環動態が不安定な症例に対してはCRRTが望ましいという推奨が提示されている．

　この数年，最も精力的に臨床研究が行われているのが血液浄化療法における開始タイミングについての検討である．いわゆる「絶対適応」を呈していない場合のAKIに対する急性血液浄化療法開始の適切なタイミング

は，AKI診療におけるコントラバーシーの一つとなってきた．2016年に2つのRCTが発表された．Artificial Kidney Initiation in Kidney Injury（AKIKI）研究[16]とEarly vs Late Initiation of Renal Replacement Therapy in Critically Ill Patients With Acute Kidney Injury（ELAIN）研究[17]である．AKIKI研究ではフランスICUにおけるステージ3 AKIかつ人工呼吸器管理か昇圧剤使用症例が対象となり，60日後死亡率が比較され早期開始群と待機的開始群で差は認められなかった．ELAIN研究ではステージ2 AKI症例が対象となり，AKIKI研究と同様にランダム化直後から血液浄化を開始する早期開始群とステージ3に進展するまで待機した待機的開始群が比較された．プライマリーアウトカムは90日死亡率であり早期開始群が待機的開始群に比較して有意に低い死亡率を示した．このように相反する結果が発表され，J-SSCG2016ではこれらを含めたメタ解析の結果をもとに，敗血症性AKIに対して早期導入は行わないことを弱く推奨するという結論を提示している．一方，急性腎障害（AKI）診療ガイドライン2016では敗血症性AKI以外のAKIも対象としたメタ解析が行われ，同様にAKIに対して早期の血液浄化療法開始が予後を改善するエビデンスは乏しく，臨床症状や病態を広く考慮して開始の時期を決定すべきである，という推奨を提示している．カナダを中心とした国際的な研究であるSTARRT-AKI study[18]やフランスにおけるIDEAL-ICU study[19]が多施

設ランダム化比較研究として現在進行形で血液浄化開始のタイミングを検証している．こ れらの知見が発表されれば，さらに早期開始 の是非が明らかとなると期待される．

［文　献］

1 ）Cunningham PN, Wang Y, Guo R et al：Role of Toll-like receptor 4 in endotoxin-induced acute renal failure. J Immunol 172：2629-2635, 2004

2 ）Dear JW, Yasuda H, Hu X et al：Sepsis-induced organ failure is mediated by different pathways in the kidney and liver：acute renal failure is dependent on MyD88 but not renal cell apoptosis. Kidney Int 69：832-836, 2006

3 ）Yasuda H, Leelahavanichkul A, Tsunoda S et al：Chloroquine and inhibition of Toll-like receptor 9 protect from sepsis-induced acute kidney injury. Am J Physiol Renal Physiol 294：F1050-F1058, 2008

4 ）Yamamoto T, Tada T, Brodsky SV et al：Intravital videomicroscopy of peritubular capillaries in renal ischemia. Am J Physiol Renal Physiol 282：F1150-F1155, 2002

5 ）Yasuda H, Yuen PS, Hu X et al：Simvastatin improves sepsis-induced mortality and acute kidney injury via renal vascular effects. Kidney Int 69：1535-1542, 2006

6 ）Vanmassenhove J, Glorieux G, Hoste E et al：Urinary output and fractional excretion of sodium and urea as indicators of transient versus intrinsic acute kidney injury during early sepsis. Crit Care 17：R234, 2013

7 ）Kosaka J, Lankadeva YR, May CN et al：Histopathology of Septic Acute Kidney Injury：A Systematic Review of Experimental Data. Crit Care Med 44：e897-e903, 2016

8 ）Tran M, Tam D, Bardia A et al：PGC-1α promotes recovery after acute kidney injury during systemic inflammation in mice. J Clin Invest 121：4003-4014, 2011

9 ）Go AS, Chertow GM, Fan D et al：Chronic kidney disease and the risks of death, cardiovascular events, and hospitalization. N Engl J Med 351：1296-1305, 2004

10）Chawla LS, Amdur RL, Shaw AD et al：Association between AKI and long-term renal and cardiovascular outcomes in United States veterans. Clin J Am Soc Nephrol 9：448-456, 2014

11）Ronco C, Haapio M, House AA et al：Cardiorenal syndrome. J Am Coll Cardiol 52：1527-1539, 2008

12）Butler J, Forman DE, Abraham WT et al：Relationship between heart failure treatment and development of worsening renal function among hospitalized patients. Am Heart J 147：331-338, 2004

13）Logeart D, Tabet JY, Hittinger L et al：Transient worsening of renal function during hospitalization for acute heart failure alters outcome. Int J Cardiol 127：228-232, 2008

14）Metra M, Nodari S, Parrinello G et al：Worsening renal function in patients hospitalised for acute heart failure：clinical implications and prognostic significance. Eur J Heart Fail 10：188-195, 2008

15）Iwagami M, Yasunaga H, Noiri E et al：Choice of renal replacement therapy modality in intensive care units：data from a Japanese Nationwide Administrative Claim Database. J Crit Care 30：381-385, 2015

16）Gaudry S, Hajage D, Schortgen F et al；AKIKI Study Group：Initiation Strategies for Renal-Replacement Therapy in the Intensive Care Unit. N Engl J Med 375：122-133, 2016

17）Zarbock A, Kellum JA, Schmidt C et al：Effect of Early vs Delayed Initiation of Renal Replacement Therapy on Mortality in Critically Ill Patients With Acute Kidney Injury：The ELAIN Randomized Clinical Trial. JAMA 315：2190-2199, 2016

18）Smith OM, Wald R, Adhikari NK et al；Canadian Critical Care Trials Group：Standard versus accelerated initiation of renal replacement therapy in acute kidney injury（STARRT-AKI）：study protocol for a randomized controlled trial. Trials 14：320, 2013

19）Barbar SD, Binquet C, Monchi M et al：Impact on mortality of the timing of renal replacement therapy in patients with severe acute kidney injury in septic shock：the IDEAL-ICU study（initiation of dialysis early versus delayed in the intensive care unit）：study protocol for a randomized controlled trial. Trials 15：270, 2014

特集 エキスパートに学ぶショック管理のすべて

アドバンス編—重症患者のショック管理をワンランクアップさせるために—

Ⅱ. ショック・臓器障害治療の実際

3. ショックに伴う DIC と治療戦略

[1] 鹿児島大学大学院医歯学総合研究科 救急・集中治療医学分野, [2] 同 システム血栓制御学講座,
[3] 山形大学大学院医学系研究科 麻酔科学講座

八島　望 [1,2,3],　伊藤隆史 [1,2]

Key words 敗血症性 DIC，外傷性 DIC，出血に伴う DIC，産科 DIC

point

▶ 播種性血管内凝固症候群（disseminated intravascular coagulopathy：DIC）は，単独で存在することはなく，何らかの基礎疾患によってひき起こされた二次的な病態である.

▶ DIC は，DIC をきたす疾患によって，さらに時相によっても，異なった病態を呈する. その違いを理解し，症例ごとに DIC の病態を把握することが大切である.

敗血症性ショックに伴う DIC

●**要点：1) 感染によって活性化された血管内皮細胞や白血球によって，凝固が活性化する.**

2) アンチトロンビンやトロンボモジュリンの低下によって抗凝固作用が低下する.

3) 抗線溶活性をもつ PAI-1 は増加し，要点 1，2，3 があいまって線溶抑制型 DIC をきたす.

　生体内に侵入した病原微生物由来物質（pathogen-associated molecular patterns：PAMPs）や生体の組織損傷由来物質（damage-associated molecular patterns：DAMPs）を単球やマクロファージなどの自然免疫細胞が認識すると，炎症性サイトカインを放出し，血管内皮細胞を活性化する. 免疫細胞や血管内皮細胞が活性化されると，その表面に凝固活性をひき起こす組織因子（tissue factor：TF）を発現し，血管内が凝固の活性化に進んでいく[1]. さらに，活性化された好中球からは好中球細胞外トラップ（neutrophil extracellular traps：NETs）が放出され，これも血栓形成の足場となる[2]. このような

感染時の凝固活性の変化は immunothrombosis とよばれ，血栓を生じさせることで微生物の浸潤を防ぐという防御機構の意味がある[3]. しかし，**凝固活性が過剰になり，後述する抗凝固因子の低下や抗線溶因子の増加によって，immunothrombosis を制御できなくなると DIC へと進展していくと考えられる**（図 1）.

　血管内にはアンチトロンビン（antithrombin：AT），トロンボモジュリン（thrombomodulin：TM）-プロテイン C，組織因子経路インヒビター（tissue factor pathway inhibitor：TFPI）などに代表される抗凝固因子が存在し，血栓が生じないように保たれて

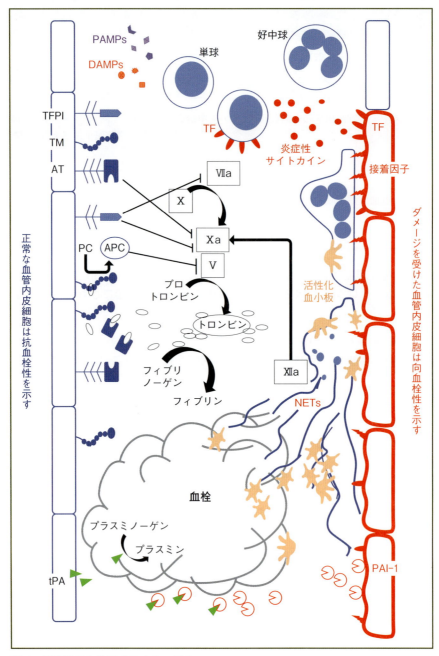

図1 感染時の血栓形成のメカニズム
感染によって活性化された白血球と血管内皮細胞が，血管内で凝固を活性化させる．活性化された血管内皮細胞の抗凝固作用は弱まり，生じた血栓に対する線溶も抑制されるため，全体として血栓傾向となる．
(八島　望，伊藤隆史，垣花泰之　他：敗血症における血栓形成の生理と病理．日外感染症会誌 14：705-711, 2017 を参照して作成)

いる．ATはトロンビンを不可逆的に不活性化するほかに，Xa因子も不活化することで抗凝固作用をもたらす．TMは血管内皮細胞の膜蛋白質であり，トロンビンの不活化と同時に，トロンビン・TM複合体が活性化プロテインC（activated protein C：APC）を産

生し，APC によるⅤa 因子およびⅧa 因子の不活性化によっても凝固を抑制する[4]．TFPI は，Ⅶa 因子およびⅩa 因子を阻害することで外因系凝固活性を制御している．**敗血症時には，AT や TM，プロテイン C，TFPI はいずれも低下するため，凝固の抑制が生じにくい状態となる．**

線溶系の主体はプラスミンであり，血管内皮細胞から産生・分泌される組織型プラスミノーゲンアクチベータ（tissue-plasminogen activator：tPA）によって血栓上でプラスミノーゲンが活性化され，線溶が生じる．tPA は，プラスミノーゲンアクチベータインヒビター 1 plasminogen activator inhibitor-1（PAI-1）によって不活化される．敗血症では，血管内皮細胞障害に伴う tPA の産生低下と，炎症性サイトカインによる PAI-1 遺伝子の発現が亢進するため，**必要な線溶反応が起こらず，血栓形成が進んでしまうのである．**

外傷性ショックに伴う DIC

●要点：1）**外傷による超急性期の凝固障害は，凝固の活性化と線溶の活性化による線溶亢進型 DIC である．**

2）**低体温，アシドーシス，初期治療の輸液による希釈などが凝固障害をさらに修飾し，複雑な病態を呈する．**

3）**亜急性期には線溶抑制型 DIC に移行していく．**

ショックをきたすような外傷は，循環動態が不安定となる原因が出血であることも少なくなく，「外傷性ショック≒出血性ショック」というイメージがあるかもしれない．DIC の発症機序を考えるうえでは「外傷による凝固障害」と「（純粋な）出血による凝固障害」は異なった病態である．

外傷によって血管内皮細胞が直接ダメージを受け，また組織損傷から大量の DAMPs が放出されることによって血管内皮細胞が障害され，凝固が活性化する[5]．敗血症と同様に，活性化した血管内皮細胞には TF が発現し，AT や TM，プロテイン C，TFPI などの抗凝固因子は減少するため，凝固が活性化した状態となる．外傷では出血に注目してしまうため認識しづらいが，**凝固活性は強い状態**にある．

一方，外傷性ショックによる組織低灌流が生じると，血管内皮細胞の Weibel-Palade 小体に蓄積されていた t-PA が大量に放出される[6]．この tPA 放出は外傷部位のみならず全身の血管内皮細胞から生じるため，必要以上に線溶がはたらく状態となる．加えて，組織損傷に伴う凝固の活性化で生じたトロンビンも，血管内皮細胞の Weibel-Palade 小体からの t-PA 放出をひき起こすため，例えばショックをきたすことが少ない単独頭部外傷においても異常な線溶の活性化が生じる[7]．**急性期の線溶の異常な活性化が外傷による凝固障害の大きな特徴である．**

tPA は PAI-1 によって不活化され，線溶が抑制されるが，PAI-1 は外傷急性期にはほとんど上昇していない．tPA が血管内皮細胞内に蓄積されているのに対し，PAI-1 は侵襲を受けてから血管内皮細胞内で合成され，分泌されるからである．PAI-1 は外傷の数時間後から上昇し始め，それとともに**線溶系が抑制されていく**ため，**外傷では時相によって凝固線溶系の病態がダイナミックに変化すること**がもう一つの特徴である．

出血性ショックに伴う DIC

救急部で遭遇する出血性ショックとしては，鋭的外傷や消化管出血などが挙げられる．我が国では諸外国と比べ，鋭的外傷が全外傷の数％程度であり，鋭的外傷の診療にあたる機会は少ないかもしれない．

鋭的外傷では，鈍的外傷と比べて線溶亢進がほとんど生じない．出血によって DIC をきたす場合は，各因子の喪失と循環血液量を輸液や赤血球輸血によって補った場合の血液希釈で生じる凝固障害が原因である[8]．血液が希釈されると血球のみならずすべての因子が低下するが，一様に低下するわけではない．血小板，フィブリノーゲン，凝固因子の中で希釈によって最初に下限値まで低下する因子はフィブリノーゲンである[9]．血小板は，脾臓などに貯留されており，それが放出されるため希釈後の低下の程度は小さい．また，凝固因子はその活性が重要であり，希釈によって数が減少したとしても比較的活性が保たれている．そのため，希釈した血液においてもトロンビン産生は生じており[5, 10]，さらに AT 活性の低下から産生されたトロンビンが不活性化されずに保たれる[10]．トロンビンが産生されると，低下しているフィブリノーゲンがさらに消費されるため，ますます出血が止まらなくなるのである．

産科 DIC

産科 DIC をきたす疾患のうち，常位胎盤早期剥離や羊水塞栓症は，母体の血中にトロンボプラスチン様物質や羊水が流入することで凝固異常を発症し，その結果として大量出血となる．一方，弛緩出血や癒着胎盤・前置胎盤などは，大量出血が生じることによって凝固異常を発症する．いずれの場合もその発症は急激であるため，産科 DIC は迅速に診断して迅速に治療をすることが必要である「MEMO」．

MEMO

産科 DIC の診断には，「産科 DIC スコア」という独自の診断基準が用いられる．これは，基礎疾患と臨床症状のみでも DIC と診断し，産科危機的出血として治療を開始できるように工夫されたユニークな診断基準である．産科 DIC スコアにおいて凝固検査の比重が低いのは，凝固検査の重要度が低いという意味ではない．新たに策定された「産科危機的出血への対応指針 2017」においては，分娩時異常出血の検査の中に血小板数チェックと凝固検査が追加された[11]．産科 DIC スコアにおいても，FDP，血小板，フィブリノーゲン，PT にそれぞれ点数がついており，特にフィブリノーゲンについては 150 mg/dL 以下の場合には単独で産科危機的出血と診断し，治療を開始することができる．そのためにも凝固検査は必要である．ただし，凝固検査は採血してから結果が出るまでに時間を要するため，検査はしておくけれども結果を待つ必要はない，ということを指針では示しており，検査結果は後々の診断や治療経過を追うためのものであるといえるだろう．

そのほかのショックによる DIC

重症の熱中症においても DIC が生じうる[12]．熱中症性 DIC は，熱侵襲による直接的な組織損傷，血管内皮細胞障害などにより炎症性サイトカインが放出され，血管透過性の亢進による循環不全も加わり，初期には凝固の活性化と線溶の活性化を生じる．その後，半日から翌日にかけて線溶が抑制されていく．

重症の熱傷における凝固異常については3つの機序が知られている[13]．急性期には，熱傷による組織損傷に伴う凝固の活性化である．ただし，熱傷急性期の凝固異常を DIC と捉えて治療をするかどうかははっきりと定まっていない．急性期を超えた熱傷は感染との闘いであり，敗血症を合併した場合には敗血症性 DIC をきたす可能性がある．また，広範囲に及ぶデブリードマンや植皮などの外科的処置も，大量出血や大量輸液を伴うことがあり，DIC とまで至らずとも凝固障害をきたす可能性がある．

DIC の診断と止血能の診断

今回取り上げたショックに伴う DIC の診断には，日本救急医学会による「急性期 DIC スコア」[14] を用いることが多い．急性期 DIC スコアは簡便で，DIC 診断がしやすいことが特徴である．

最近では，外傷や出血などに伴う止血不全の評価に point-of-care（POC）モニタリング（ROTEM®，TEG®，Sonoclot® など）を用いることで，早期に治療を開始しようとする報告が増えてきている．POC モニタリングの利点は，リアルタイムに結果を得られる点と，全血を用いることから血小板と凝固因子の相互関係や線溶までも含めた凝固能を評価できる点である．ただし，これらの利点の一方で，高価であることや結果がカルテに反映されないこと，POC モニタリング機器がある施設が限られること，測定に習熟が必要なことなどから，POC モニタリングが普及しているとはいい難い．医療者間で検査結果を共有することや治療経過をたどることにおいては凝固検査の方がわかりやすく，POC モニタリングが凝固検査に置き換わるのではなく，両者の利点を有効に使用することが求められる．

DIC の治療戦略

DIC は基礎疾患に付随する病態であるため，**何よりもまず基礎疾患の治療が先決**である．そのうえで DIC の治療も並行していく．

DIC は凝固の活性化がベースにあるため，凝固因子やフィブリノーゲン，血小板が消費され低下している．敗血症性 DIC を除き，外傷や出血の場合，特にフィブリノーゲンの低下が著しく，トロンビン産生は生じていてもその基質となるフィブリノーゲンが不足しているために出血をコントロールできなくなる[5,10]．凝固因子とフィブリノーゲンの補充を目的とした治療は新鮮凍結血漿（fresh frozen plasma：FFP)の輸血である[15]．ショックで循環動態が不安定な場合には，循環動態を維持するためにも輸液投与が必要となるため，FFP を含む輸血は理にかなっている．しかし，FFP のみで凝固因子やフィブリノーゲンを正常値まで上げようとすると容量負荷が大きくなる点が問題であった．また，FFP は解凍に時間を要するため，投与が遅れてしま

う点も問題であった．そのため，適応外使用になるが低容量でより早急に補充できるプロトロンビン複合体製剤やフィブリノーゲン製剤，施設内で作製したクリオプレシピテートが使用されることがある．血小板の低下に対しては血小板輸血による補充を行う．

DICにおける血管内凝固の活性化に対する治療としては，**AT製剤**と**遺伝子組換えトロンボモジュリン（rTM）製剤**などが使用される．AT製剤は，AT低下を伴うDICに対して適応となる．かつて敗血症を対象としたKyberSept試験においてAT製剤の有用性が否定された[16]が，その後の同試験のサブ解析[17]において，DICと診断された敗血症症例に対象を限定し，ヘパリン非存在下にAT製剤を投与することでAT非投与群よりも28日死亡率が有意に低下しており，使用する症例を選択すればAT製剤が有用であることが示唆された．我が国における敗血症性DIC患者を対象としたランダム化比較試験においても，AT投与群が対照群と比べ有意にDIC離脱率が高かったことが示された[18]．一方のrTM製剤もDICと診断された場合に適応となる．敗血症性DICでは，ヘパリン投与群と比べrTM投与群でDIC離脱率が有意に高く，出血に関連する有害事象が有意に低

くなっていた[19]．また，観察研究ではあるがrTM製剤の投与が一部の敗血症性DICの生存率を有意に改善していた[20]．ただし，出血を助長する可能性があるため，持続性出血を伴うようなDICの場合には使用を控えるか，慎重に使用する必要がある．

外傷における急性期の線溶亢進型DICに対しては，抗線溶薬である**トラネキサム酸（TXA）**が投与される．外傷患者に対するTXAの効果を評価したCRASH-2試験では，プラセボ群と比べてTXA投与群で有意に死亡率が低下し，有害事象である血栓閉塞イベントには両群で差がなかった[21]．ただし，CRASH-2試験の事後解析では受傷後3時間以内において死亡率を改善したものの，3時間以上経過した場合にはむしろ死亡率が上昇することが示された[22]．外傷による凝固障害は時間経過とともに線溶亢進型から線溶抑制型DICへ移行していくことをふまえると，その結果は納得できる．そのため，TXA投与は線溶が活性化され抑制されるまでのわずかな時間に限られる．また，CRASH-2試験では頭部外傷患者へのTXAの有用性を見いだせず，頭部外傷に対象をしぼったCRASH-3試験が進行中であり，結果が待たれる[22,23]．

［文　献］

1) Ito T：PAMPs and DAMPs as triggers for DIC. J Intensive Care 2：67, 2014

2) Brinkmann V, Reichard U, Goosmann C et al：Neutrophil Extracellular Traps Kill Bacteria. Science 303：1532-1535, 2004

3) Engelmann B, Massberg S：Thrombosis as an intravascular effector of innate immunity. Nat Rev Immunol 13：34-45, 2013

4) Ito T, Maruyama I：Thrombomodulin：protectorate God of the vasculature in thrombosis and inflammation. J Thromb Haemost 9（Suppl）：168-173, 2011

5) Dunbar NM, Chandler WL：TRANSFUSION PRACTICE Thrombin generation in trauma patients. Transfusion 49：2652-2660, 2009

6) Lowenstein CJ, Morrell CN, Yamakuchi M：Regulation of Weibel-Palade Body Exocytosis. Trends Cardiovasc Med 15：302-308, 2005

7) Hayakawa M, Maekawa K, Kushimoto S et al：Hyperfibrinolysis in severe isolated traumatic brain injury may occur without tissue hypoperfusion：a retrospective observational multicentre study. Crit Care 21：222, 2017

8） Tanaka KA, Key NS, Levy JH：Blood coagulation：hemostasis and thrombin regulation. Anesth Analg 108：1433-1446, 2009

9） Hiippala ST, Myllyla GJ, Vahtera EM：Hemostatic factors and replacement of major blood loss with plasma-poor red cell concentrates. Anesth Analg 81：360-365, 1995

10） Bolliger D, Szlam F, Levy JH st al：Haemodilution-induced profibrinolytic state is mitigated by fresh-frozen plasma：implications for early haemostatic intervention in massive haemorrhage. Br J Anaesth 104：318-325, 2010

11） 日本産科婦人科学会　他：産科危機的出血への対応指針 2017，2017

12） Kawasaki T, Okamoto K, Kawasaki C et al：Thrombomodulin Improved Liver Injury, Coagulopathy, and Mortality in an Experimental Heatstroke Model in Mice. Anesth Analg 118：956-963, 2014

13） Lavrentieva A：Replacement of specific coagulation factors in patients with burn：A review. Burns 39：543-548, 2013

14） 丸藤　哲，射場敏明，江口　豊：急性期 DIC 診断基準．日救急医会誌 16：188-202, 2005

15） Levy JH, Welsby I, Goodnough LT：Fibrinogen as a therapeutic target for bleeding：a review of critical levels and replacement therapy. Transfusion 54：1389-1405, 2014

16） Warren BL, Eid A, Singer P et al：Caring for the critically ill patient. High-dose antithrombin III in severe sepsis：a randomized controlled trial. JAMA 286：1869-1878, 2001

17） Kienast J, Juers M, Wiedermann CJ et al；KyberSept investigators：Treatment effects of high-dose antithrombin without concomitant heparin in patients with severe sepsis with or without disseminated intravascular coagulation. J Thromb Haemost 4：90-97, 2006

18） Gando S, Saitoh D, Ishikura H et al；Japanese Association for Acute Medicine Disseminated Intravascular Coagulation（JAAM DIC）Study Group for the JAAM DIC Antithrombin Trial（JAAMDICAT）：A randomized, controlled, multicenter trial of the effects of antithrombin on disseminated intravascular coagulation in patients with sepsis. Crit Care 17：R297, 2013

19） Saito H, Maruyama I, Shimazaki S et al：Efficacy and safety of recombinant human soluble thrombomodulin（ART-123）in disseminated intravascular coagulation：results of a phase III, randomized, double-blind clinical trial. J Thromb Haemost 5：31-41, 2007

20） Yoshimura J, Yamakawa K, Ogura H et al：Benefit profile of recombinant human soluble thrombomodulin in sepsis-induced disseminated intravascular coagulation：a multicenter propensity score analysis. Crit Care 19：78, 2015

21） CRASH-2 trial collaborators：Effects of tranexamic acid on death, vascular occlusive events, and blood transfusion in trauma patients with significant haemorrhage（CRASH-2）：a randomised, placebo-controlled trial. Lancet 376：23-32, 2010

22） CRASH-2 collaborators：The importance of early treatment with tranexamic acid in bleeding trauma patients：an exploratory analysis of the CRASH-2 randomised controlled trial. Lancet 377：1096-1101. e2, 2011

23） Dewan Y, Komolafe EO, Mejía-Mantilla JH et al；CRASH-3 Collaborators：CRASH-3 - tranexamic acid for the treatment of significant traumatic brain injury：study protocol for an international randomized, double-blind, placebo-controlled trial. Trials 13：87, 2012

特集 エキスパートに学ぶショック管理のすべて

アドバンス編—重症患者のショック管理をワンランクアップさせるために—

Ⅱ．ショック・臓器障害治療の実際
4．ショックにおける薬物治療

a）心原性ショックの薬物療法

日本医科大学武蔵小杉病院 循環器内科・集中治療室 **佐藤直樹**（さとうなおき）

Key words 乳酸値，病態把握，早期介入

point

▶ 迅速な病態把握アプローチによる心原性ショックの診断と，必要と判断した際の早期の強心薬・昇圧薬投与がポイントである．

▶ エビデンスが明確でないために各薬剤の特性とその投与用量を熟知して使用することが重要である．

はじめに

救急・集中領域では，ショックの定義も含めて常にショックの病態把握をどのように行い治療するかが検討されている一方で，心原性ショックは，予後不良にもかかわらず循環器領域においてその積極的な検討が行われてきていない．したがって，心原性ショックに対する薬物療法も十分に検討されていない現状がある．この稿では，新しく公表された日本循環器学会の急性・慢性心不全治療ガイドライン[1] と欧米のガイドラインを参考に現状の推奨度を理解し，実践的なポイントについて総括する．

薬物療法開始前の病態把握の重要性

● 要点：1）血圧のみならず末梢循環評価が大切．
　　　　2）血中乳酸値を参考に末梢循環を評価．

心原性ショックには，初期対応時に明らかなショック状態である場合と，入院時はニアショックあるいはショックではない状態であったが，その後にショックに陥る場合がある．したがって，血圧だけで心原性ショックを判断することはその救命と予後改善の観点からは当然不十分である．ショックは，**急性の末梢循環不全の結果，組織の酸素需要に対**して十分な酸素供給ができなくなり，**生命維持に必要な細胞機能が障害され，致死的な症状が発現した状態**と定義されている[2]．つまり，ショックを診断する際には，血圧や臨床所見だけでは評価しきれない組織灌流についても評価することが求められる．したがって，心原性ショックにおいても他のショックに準じてその診断の際に**血中乳酸値**も評価し

ておくべきと考える．もちろん，組織灌流をより的確に評価し得る他のバイオマーカーがあればそれを利用すべきであるが，現時点ではコンセンサスが得られたものはない．この

ような背景も踏まえて，新たな我が国の心不全ガイドラインでは，初期対応に血中乳酸値を組み入れ＞2mmol/L を参考にすることを提唱している[1]．

新しい心不全ガイドラインで推奨されている薬物療法[1]

●要点：1）強心薬の基本はドブタミン．
　　　　2）昇圧にはノルアドレナリン．

　心原性ショックに対して，迅速な昇圧薬あるいは強心薬投与が必要である．当然ながら前負荷が十分か否かをしっかりと判断したうえで昇圧薬あるいは強心薬を投与することを忘れてはならない．**心拍出量を改善する強心薬としてはドブタミン（クラスⅡa）**，末梢循環不全が改善しない患者で収縮期血圧を維

持するための**血管収縮薬としてはノルアドレナリン（クラスⅡa）**が基本である．ドパミンは，強心と昇圧をある程度1剤で保持できるが，離脱に苦労することが多くなることと，催不整脈に注意が必要で，ドパミンの使用はあまり支持されていない[3]．

欧米ガイドラインで推奨されている薬物療法

●要点：1）欧州心臓協会の心不全ガイドラインでは，強心薬としてドブタミン，昇圧薬としてノルアドレナリンを考慮．
　　　　2）米国心臓協会では，強心薬使用は推奨するものの特定の薬物は指定していない．

　欧州心臓協会の心不全ガイドライン 2016 では，心原性ショックは適切な充満圧にもかかわらず収縮期血圧 90mmHg 未満で低灌流徴候を有する状態と定義され[4]，薬物療法の目的は，心拍出量と血圧を上昇させ，臓器灌流を改善させることである．まず，容量過剰状態が認められなければ，**生理食塩あるいは乳酸リンゲル液を 15〜30 分で 200mL 以上を負荷する**．それでも，改善しないか，容量負荷所見を有する場合は，昇圧薬としては，ドパミンよりもノルアドレナリンが推奨される（クラスⅡb）[4]．強心薬としてはドブタミンを考慮する（クラスⅡb）[4]．ホスホジエステラーゼ3阻害薬は，非虚血性であれば，選択肢として考慮し得る．薬物療法とともに急性冠症候群では，緊急冠動脈造影を病着後2時間以内に行い，冠インターベンションを施行することが推奨されている（クラスⅠ）．

ここで興味深い点は，**安全性を考慮して無症候性の低血圧や低灌流所見を有しない患者に対して，強心薬を使用することは禁忌（クラスⅢ）**とされている点である．
　一方，米国心臓協会の心不全治療ガイドライン 2013 では，重度の収縮機能低下，前負荷が十分にもかかわらず，ショックが改善しない場合には，強心薬はクラスⅠで使用することが示されている[5]．しかし，どのような強心薬を使用するかについては言及されていない．さらに，2017 年 Scientific statement として心原性ショックに対する治療が公表された[6]．この中で，昇圧剤および強心薬については，SOAP Ⅱ試験[3] の問題点も挙げ，現時点で**心原性ショックに対する第一選択薬は明確でない**としている．このような背景を踏まえて使用し得る昇圧・強心薬としてドパミン，ノルアドレナリン，エピネフリン，フェ

救急・集中治療　vol. 30　no. 3　2018

表1 各昇圧薬・強心薬の特性

薬剤	受容体結合				血行動態的効果
	α1	β1	β2	ドパミン	
ドパミン					
0.5〜2μg/kg/min	−	+	−	+++	↑CO
5〜10μg/kg/min	+	+++	+	++	↑↑CO, ↑SVR
10〜20μg/kg/min	+++	++	−	++	↑↑SVR, ↑CO
ノルエピネフリン	++++	++	+	−	↑↑SVR, ↑CO
エピネフリン	++++	++++	+++	−	↑↑CO, ↑↑SVR
フェニレフリン	+++	−	−	−	↑↑SVR
バソプレシン	V1 受容体				↑↑SVR, ↔PVR
ドブタミン	+	++++	++	−	↑↑CO, ↓SVR, ↓PVR
イソプロテレノール	−	++++	+++	−	↑↑CO, ↓SVR, ↓PVR
ミルリノン	PDE3 阻害				↑CO, ↓SVR, ↓PVR
オルプリノン	PDE3 阻害				↑CO, ↓SVR, ↓PVR

CO：心拍出量，SVR：体血管抵抗，PVR：肺血管抵抗，PDE：ホスホジエステラーゼ　　　　　（文献6を参照して作成）

ニレフリン，バソプレシンを，強心血管拡張薬としてドブタミン，イソプロテレノール，ミルリノン，エノキシモン，レボシメンダンを列挙している．この中から日本で使用できるものについてその作用機序をまとめたものが**表1**である．

日本の急性・慢性心不全治療ガイドラインにおける昇圧薬・強心薬の適応と使用法

■ 1. ドブタミン
（1）推奨度
心拍出量を増加させるための使用：クラスⅡa，レベルB.
ポンプ失調を有する肺うっ血：クラスⅡa，クラスC.
（2）投与方法
0.5〜5μg/kg/min で開始. 0.5〜20μg/kg/min で持続投与. 中止時は漸減し，最少量・最短期間を心がける．

■ 2. ドパミン
（1）推奨度
記載なし．
（2）投与方法
0.5〜5μg/kg/min で開始，0.5〜20μg/kg/min で持続投与. 中止時は漸減し，最少量・最短期間を心がける．

■ 3. ホスホジエステラーゼ（PDE）3阻害薬
（1）推奨度
急性心不全において，心拍出量の高度低下に対してのドブタミンとの併用投与はクラスⅡb，レベルC であることを踏まえて，心原性ショックにおける両心不全ではドブタミンとの併用を検討．
（2）投与方法
ミルリノン 0.05〜0.25μg/kg/min で開始し，0.05〜0.75μg/kg/min で持続投与．
オルプリノン 0.05〜0.2μg/kg/min で開始し，0.05〜0.5μg/kg/min で持続投与．

■ 4. ノルアドレナリン

(1) 推奨度

末梢循環不全が改善しない患者で収縮期血圧を維持するための血管収縮薬（ノルアドレナリン）投与：クラスⅡa，レベルB.

(2) 投与方法

0.03〜0.3μg/kg/min で開始し，持続投与.

強心薬・昇圧薬投与に関するポイント

●要点：1）早期治療導入には，迅速な病態把握が重要.

2）開始時は低用量から開始し早期離脱を試みることが大切.

■ 1. 病態把握は迅速に

適確な薬剤治療を行うためには，**迅速かつ適確な病態把握**が最も重要である. 意識レベル，バイタル，身体所見，血液検査（特に血中乳酸値）による**血行動態評価**とともにショックの有無を可及的速やかに判断する. それとともに，**心臓・肺超音波検査**を行い，それでも病態把握が不十分であると判断したら，ためらうことなく肺動脈カテーテルなどの積極的かつ詳細な血行動態評価を行う. すなわち，心拍出量，圧評価，体・肺血管抵抗，混合静脈血酸素飽和度による病態把握を実施する. 時間軸を念頭において，これらの一連のアプローチを行うことが不可欠である[1].

■ 2. 投与開始は早期に

米国の急性心不全レジストリーであるADHERE のサブ解析によれば，**血管作動薬（強心薬＋血管拡張薬）の投与までの時間が遅れれば遅れるほど院内死亡率が高くなる**ことが示されている[7]. レジストリーのデータ解析ではあるが，病態を考慮すれば，理論的に想定し得る結果である. 最近の新規薬剤による早期介入試験がすべて予後改善効果を認められていない結果となっていることより，早期介入した後，どのようにマネージメントするかも当然ながら重要であることを示唆していると考えられる. また，薬物療法による効果が不十分であると判断した際には，ただちに非薬物療法に踏み切る判断をすることが大切である.

■ 3. 用量には要注意

基本的に**強心薬や昇圧薬は低用量から開始**する. ただし，血行動態を適宜評価しながら，用量調節を適切に行う. この際，心拍数増加や不整脈については十分に注意し，心拍数の増加が明らかでなければ増量は必要に応じて行うべきである. ショックにおけるエビデンスとしてとりだされる SOAPⅡ試験は，ショック（平均血圧<70mmHg あるいは収縮期血圧<100mmHg）に対してドパミンとノルエピネフリンを比較した試験であり，対象に心原性ショックも 16〜17% 含まれている. この研究結果では，平均投与量はドパミンが約 16μg/kg/min でノルエピネフリンが約 0.16μg/kg/min であったが，ドパミンのほうが心拍数増加し，催不整脈性であった. 全体では予後に差はなかったがサブ解析によれば，**心原性ショックでノルエピネフリンの方が有意に予後良好であった**と報告されている[3]. この研究の示唆する重要な点は，カテコラミン製剤は常に**催不整脈作用に十分に注意**すべきであるということである. この点を踏まえたうえで，血圧を維持することが重要で，そのためには単剤増量で速やかに昇圧できないようであれば病態を考慮して併用も検討する. なお，最近，新たな昇圧薬として**アンジオテンシンⅡ**[8] が注目されているが，心原性ショックに対する有用性については今後の課題である.

■ 4. 早期離脱を試みる

強心薬・昇圧薬が開始され安定化すると，その後漫然と長期投与されてしまうことが多い．血行動態が安定した後，早期に基礎疾患や他臓器機能を加味しながら，病態を安定化させるための**基礎治療を強化する**ことが大切である．それがより早期に強心薬・昇圧薬の離脱を可能にするからである．例えば，投与中に**高用量のスピロノラクトン**を投与することにより病態が劇的に変化して強心薬・昇圧薬離脱が可能となる例を経験する．また，最近では，心原性ショックを呈した急性心筋梗塞で再灌流療法を行った例において早期のスタチン導入が30日死亡率を改善するとの報告もある[9]．このように，**強心薬・昇圧薬投与期間中に，可能な限り基礎疾患や心機能改善を目的とした経口薬を含む薬剤で土台固めをする**．また，強心薬や昇圧薬を減量すると血圧が下がるので減量できない状況でこれらの投与が長期化してしまうことがある．当然，内因性カテコラミン分泌と強心薬・昇圧薬による外部からのカテコラミン投与とのバランスで，血圧変動をきたすのであるが，心機能，末梢血管抵抗のバランスが改善傾向にあるのであれば，**減量するスピードや用量を微調整することで離脱に結びつけられることがある**．要は，常に減量，離脱を測ろうとするアプローチが重要なのである．減量がいかなるアプローチでも困難である場合は，非薬物療法の併用を考慮することはいうまでもない．

おわりに

心原性ショックにおける薬物療法に使用される強心薬・昇圧薬は，明確なエビデンスが乏しいこともあり，各薬剤特性を念頭におきながら，**刻々と変化する病態を把握し，用量設定や薬剤併用療法を適宜調節する**ことが必要である．また，同じ薬剤を使用するにも投与のタイミングや増量・減量，さらにそれらの効果が不十分であれば，ためらうことなく非薬物療法を導入する．

[文　献]

1）日本循環器学会・日本心不全学会合同ガイドライン．急性・慢性心不全治療ガイドライン（2017年改訂版）
http://www.j-circ.or.jp/guideline/pdf/JCS2017_tsutsui_h.pdf

2）Cecconi M, De Backer D, Antonelli M et al：Consensus on circulatory shock and hemodynamic monitoring. Task force of the European Society of Intensive Care Medicine. Intensive Care Med 40：1795-1815, 2014

3）De Backer D, Biston P, Devriendt J et al：Comparison of dopamine and norepinephrine in the treatment of shock. N Engl J Med 362：779-789, 2010

4）Ponikowski P, Voors AA, Anker SD et al；ESC Scientific Document Group：2016 ESC guidelines for the diagnosis and treatment of acute and chronic heart failure：The Task Force for the diagnisis and treatment of acute and chronic heart failure of the European Society of Cardiology（ESC）Developed with the special contribution of the Heart Failure Association（HFA）of the ESC. Eur Heart J 37：2129-2200, 2016

5）Yancy CW, Jessup M, Bozkurt B et al；American College of Cardiology Foundation；American Heart Association Task Force on Practice Guidelines：2013 ACCF/AHA guideline for the management of heart failure：a report of the American College of Cardiology Foundation/American Heart Association Task Force on Practice Guidelines. J Am Coll Cardiol 62：e147-e239, 2013

6) van Diepen S, Katz JN, Albert NM et al；American Heart Association Council on Clinical Cardiology；Council on Cardiovascular and Stroke Nursing；Council on Quality of Care and Outcomes Research；and Mission：Lifeline：Contemporary management of cardiogenic shock：A scientific statement from the American Heart Association. Circulation 136：e232-e268, 2017
7) Peacock WF, Emerman C, Costanzo MR et al：Early vasoactive drugs improve heart failure outcomes. Congest Heart Fail 15：256-264, 2009
8) Khanna A, English SW, Wang XS et al；ATHOS-3 Investigators：Angiotensin II for the Treatment of Vasodilatory Shock. N Engl J Med 377：419-430, 2017
9) Sim DS, Jeong MH, Cho KH et al；Other Korea Acute Myocardial Infarction Registry（KAMIR）Investigators：Effect of early statin treatment in patients with cardiogenic shock complicating acute myocardial infarction. Korean Circ J 43：100-109, 2013

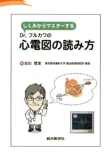

特集 エキスパートに学ぶショック管理のすべて

アドバンス編—重症患者のショック管理をワンランクアップさせるために—

Ⅱ．ショック・臓器障害治療の実際

4．ショックにおける薬物治療

b) 敗血症性ショックの薬物療法

名古屋市立大学大学院医学研究科 先進急性期医療学 松嶋麻子

Key words　日本版敗血症診療ガイドライン2016（J-SSCG 2016），Surviving Sepsis Campaign Guidelines 2016（SSCG 2016），初期蘇生，循環作動薬

point

▶ 敗血症の初期蘇生において必要十分な輸液を行ったうえで投与する第一選択薬は両ガイドラインともノルアドレナリン（ノルエピネフリン）を推奨している．

▶ SSCG 2016ではノルアドレナリンを第一選択薬として推奨するものの，心機能の低下がない症例，頻脈性不整脈がない症例では代替としてドパミンも使用することを許容している．

▶ 敗血症性ショックにおける sepsis induced myocardial dysfunction（SIMD）に対する循環作動薬の選択については未だ議論が多い．

はじめに

　2016年，日本版敗血症診療ガイドライン2016（J-SSCG 2016）と Surviving Sepsis Campaign Guidelines（SSCG）2016が相次いで公表された[1,2]．この稿では，これら2つのガイドラインで提示された敗血症性ショックの初期蘇生における薬物療法（循環作動薬の投与）について解説する．なお，薬物療法はそれぞれの病態に基づいて行う必要があり，敗血症性ショックの病態についてまず他稿で確認していただくことをお勧めする．

敗血症の初期蘇生に対する考え方の変遷

● 要点：J-SSCG 2016 および SSCG 2016 では，早期の必要十分な輸液とともに血管内容量や心機能をモニタリングしながら，輸液量の調節や循環作動薬の併用を行うことを進めている．

■ 1．EGDT の推奨

　日本版敗血症診療ガイドラインおよびSSCG 2012では，敗血症の初期蘇生においてEGDTの実施が推奨されていた．しかし，J-SSCG 2016では「EGDTを実施しないことを弱く推奨する（2A）」と提示され，SSCG 2016では推奨文の中でEGDTには触れられていない．これは，EGDTを推奨する根拠と

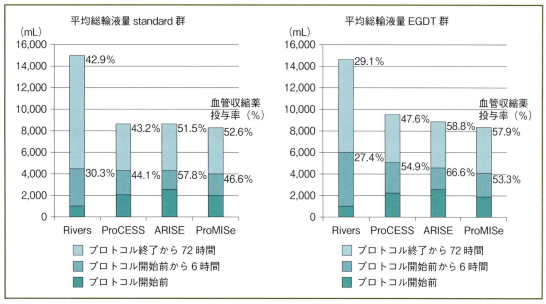

図1 標準治療群とEGDT群との平均総輸液量の比較

なったRiversらのEGDTプロトコルを検証した3つの大規模な無作為化比較試験（randomized controlled trial：RCT）においてEGDT群と標準治療群の間に死亡率の有意な差が認められなかったことが大きな理由である．

RiversらのRCTでは，EGDT群において標準治療群と比較した28日死亡率は15.9%，60日死亡率でも12.6%の改善が認められていた[3]．両群の輸液量に注目すると，輸液開始から72時間までの総輸液量はEGDT群と標準治療群の間に差はほとんどないが，6時間以内の輸液量はEGDT群で有意に多くなっていた．このことから，敗血症の診断から6時間以内に必要十分な輸液を行うことが予後の改善に重要であると考えられた．そして，SSCG 2012によってEGDTが推奨されると，世界中にその考え方が広まり，6時間バンドル，3時間バンドルとして早期に十分な輸液が行われるようになった．

しかし，RiversらのRCTから約10年後に同じEGDTのプロトコルで実施された3つのRCT（ProCESS，ARISE，PrOMISe）では，EGDT群と標準治療群の死亡率の差は全く認められなかった[4〜6]．その理由として，標準治療群における死亡率がRiversらのRCTに比べ25〜34%低下しており，10年間の敗血症診療，集中治療の進歩により全体の死亡率が低下したこと，患者の重症度がRiversらのRCTよりも3つのRCTのほうで若干低いことが挙げられている．さらに，3つのRCTではランダム化してプロトコルを開始するまでの間に両群とも約2Lの輸液が投与されており，EGDTによる輸液の効果が出にくくなっていたとの見方もある．それに加え，輸液開始から72時間までの輸液量と循環作動薬の使用方法に注目すると，初期蘇生の方法がこの10年間に大きく変化していることが伺える．

RiversらのRCT，3つのRCTともEGDTプロトコルはランダム化した後の6時間に限定されており，その後の輸液量や循環作動薬の使用方法は担当医の裁量に任されている．この条件下で，輸液開始からプロトコル終了までの輸液量を比較すると，EGDT群ではRiversらのRCTが他の3つのRCTに比べ約2L多い輸液が行われているものの，標

準治療群では Rivers らの RCT と 3 つの RCT の輸液量に差はほとんどない（**図 1**）．一方，輸液開始から 72 時間までの輸液量は各々の RCT において EGDT 群と標準治療群に差はほとんどなく，Rivers らの RCT と 3 つの RCT の間では 2 倍近い差がある．EGDT プロトコルでは中心静脈圧（central venous pressure：CVP）8～12 mmHg を目標に十分な輸液を行い，CVP が目標値に達しても平均動脈圧が 65 mmHg に達しない場合に血管収縮薬（主にノルアドレナリン）を投与することになっている．プロトコル終了時における血管収縮薬の投与率をみると，EGDT 群，標準治療群とも Rivers らの RCT に比べ，3 つの RCT で血管収縮薬の投与率がかなり高くなっていた．輸液開始から 72 時間の時点ではその差は縮まっているものの同じ傾向が続いている．これは，Rivers らの RCT の結果を受けて，**輸液開始から 6 時間以内に必要十分な輸液を投与しながらも，その後の過剰輸液による合併症を避けるために，早い段階で積極的に血管収縮薬を投与して目標血圧を達成しようとする考え方の変化**とみることができる．

このような変化の要因の一つとして Boyd らの後ろ向き研究がある[7]．彼らは敗血症性ショックの蘇生開始後 12 時間と 4 日目の輸液のプラスバランスが 28 日死亡率に比例することを示し，過剰輸液が死亡に影響していることを示唆している．そして EGDT の目標値である CVP 8～12 mmHg を基準として，CVP 値 8 mmHg 未満と 12 mmHg 以上の患者の予後を比較し，蘇生開始後 12 時間において CVP 値が 12 mmHg 以上の群では早期の死亡率が高いことを示した．さらに Bai らは敗血症性ショックの患者 213 人を対象とした後ろ向き研究において，ノルアドレナリンの開始が遅れるほど，死亡率が高くなることを示し，輸液開始から 2 時間以内にノルアドレナリンを開始したほうがより早く平均

血圧が上昇し，血中乳酸値の改善も早かったことを示している[8]．

これらの研究結果を踏まえ，臨床の現場では，初期蘇生開始から 6 時間以内に必要十分な輸液を投与することは Rivers らの時代と変わらないものの，**初期蘇生の早い段階で積極的に血管収縮薬を投与して目標血圧を達成し，過剰輸液を避けるようになったことが全体の死亡率を低下させたと推測することもできる．**

■ 2. 敗血症の死亡原因

次に，敗血症患者の死亡原因に注目して初期蘇生を考えてみる．Rivers らの RCT において，院内死亡の原因は多臓器不全が標準治療群 26/119 例（21.8%），EGDT 群 19/117 例（16.2%）だが，それとほぼ同数の死亡原因として心原性（sudden cardiovascular collapse）が挙げられている（標準治療群 25/119 例（21.0%），EGDT 群 12/117 例（10.3%））．敗血症性ショックでは，末梢血管拡張による相対的な血管内容量減少によるショックだけでなく**敗血症による心筋障害（sepsis induced myocardial dysfunction：SIMD）**が関与していることが明らかとなっている．そして，SIMD は左心室の収縮障害よりも拡張障害を伴ったほうが敗血症の予後が悪いことも示されている[9]．Rivers らの研究対象患者において SIMD の有無は示されていないが，「心原性」とされる死亡例の中には少なからず SIMD の病態が含まれており，大量輸液がその予後をさらに悪化させていたことも考えられる．EGDT 群では心原性を死亡原因とする症例が標準治療群に比較して有意に少ないが，これが EGDT プロトコルにより 6 時間以内に十分な輸液を投与したことや循環作動薬を積極的に投与したことと直接関連があるかどうかは不明である．しかし，**敗血症性ショックの中に SIMD があり，それを心機能評価によって鑑別することや，**

SIMD の初期蘇生にはより慎重な輸液とともに強心剤などの心機能を調整する薬剤の投与を考慮すべきであることは J-SSCG 2016 および SSCG 2016 でも示されている.

以上,EGDT に関する 4 つの RCT から得られた敗血症の初期蘇生に対する考え方の変遷を述べた.EGDT は 2012 年の段階では確立した敗血症の初期蘇生プロトコルと考えられたが,その後に出された数々の検証によって,必ずしも Rivers らの EGDT プロトコルに沿う必要はないことが示されてきた.

J-SSCG 2016,SSCG 2016 では CVP 測定や ScvO₂ 測定を含む EGDT プロトコルは推奨されていない.しかし,**EGDT の考え方である「できるだけ早期に必要十分な輸液を行うこと」を踏襲し,さらに「血管内容量や心機能をモニタリングしながら過剰輸液を避けるように輸液量の調節や循環作動薬の併用を行うこと」を加え,早期にショックを離脱することを目標とした推奨となっている.**

次は敗血症の初期蘇生の中から,循環作動薬に注目して両ガイドラインの推奨を比較する.

敗血症の初期蘇生と循環作動薬（表1）

● **要点：1）第一選択薬はJ-SSCG 2016,SSCG 2016ともノルアドレナリンを推奨している.**
2）第二選択薬の推奨には未だ議論が多い.

■ 1. 第一選択薬

敗血症の初期蘇生において必要十分な輸液を行ったうえで投与する第一選択薬は両ガイドラインともノルアドレナリン（ノルエピネフリン）を推奨している.敗血症性ショックの初期蘇生において,ノルアドレナリンとドパミンを比較した RCT と systematic review（SR）の結果から,頻脈性不整脈の発症率が低く,死亡率も低いノルアドレナリンを第一選択薬とすることは J-SSCG 2012,SSCG 2012 以来,両診療ガイドラインで一致している.しかし,SSCG 2016 では,頻脈性不整脈がないまたは徐脈の患者に限定して,ノルアドレナリンの代替薬としてドパミンを使用することを提案した.これは,ノルアドレナリンとドパミンを比較した RCT の中でも De Backer らの RCT の影響が大きい[10].彼らはヨーロッパで循環作動薬の投与を要するショックの患者を対象として RCT を行っている.ノルアドレナリン群 821 人（敗血症性ショック 502 人）,ドパミン群 858 人（敗血症性ショック 542 人）が対象となり,全体の 28 日生存率はノルアドレナリン群のほうが高かったが,敗血症性ショック患者を対象とした 28 日生存率のサブ解析ではノルアドレナリン群が高い傾向にあるものの有意差は認められなかった.一方,心原性ショック患者を対象としたサブ解析ではノルアドレナリン群の生存率は有意に高く,心機能が低下した患者に対してはドパミンによる頻脈性不整脈や心負荷が生存率に影響したと考えられている.これらのエビデンスより,SSCG 2016 では敗血症の初期蘇生において血管収縮薬はノルアドレナリンを第一選択薬として推奨するものの,**心機能の低下がない症例,頻脈性不整脈がない症例では代替としてドパミンも使用することを許容している.**

■ 2. 第二選択薬

ノルアドレナリンを投与したうえで追加投与する薬剤として,両診療ガイドラインともバソプレシンまたはアドレナリンの投与を勧めている.バソプレシンはノルアドレナリン群とノルアドレナリン＋バソプレシン群を比較した VASST trial に基づいて推奨されているが,高容量のバソプレシンでは虚血性合併

表1　敗血症の初期蘇生と循環作動薬

	J-SSCG 2016	SSCG 2016
循環作動薬	初期輸液に反応しない敗血症性ショックに対して，第一選択薬としてノルアドレナリンを投与することを推奨する（推奨/エビデンスの質「B」）.	血管収縮薬の第一選択としてノルエピネフリンを推奨する（強い推奨，エビデンスの質「中」）.
	十分な輸液とノルアドレナリン投与によっても昇圧効果が不十分な敗血症性ショックに対して，バソプレシンを追加で使用することを弱く推奨する（エキスパートコンセンサス/エビデンスの質「B」）.	平均動脈圧を上昇させるためにノルエピネフリンに加え，バソプレシン（0.03U/分まで）（弱い推奨，エビデンスの質「中」）またはエピネフリン（弱い推奨，エビデンスの質「弱」）を投与することを提案する．ノルエピネフリンの投与量を減少させるためにバソプレシン（0.03U/分まで）を投与することを提案する（弱い推奨，エビデンスの質「中」）.
	十分な輸液とノルアドレナリン投与を行っても循環動態の維持が困難な敗血症性ショックにはアドレナリンを使用することを弱く推奨する（エキスパートコンセンサス/エビデンスなし）.	
		ノルエピネフリンの代替薬として，限定した患者（頻脈のリスクが低い患者，絶対的または比較的徐脈の患者）においてのみドパミンを使用することを提案する（弱い推奨，エビデンスの質「弱」）.
	十分な輸液とノルアドレナリン投与を行っても循環動態の維持が困難であり，心機能が低下している敗血症性ショックにおいては，ドブタミンを使用することを弱く推奨する（エキスパートコンセンサス/エビデンスの質「C」）.	十分な輸液と血管収縮薬の投与によっても低還流所見が持続する患者において，ドブタミンを使用することを提案する（弱い推奨，エビデンスの質「弱」）. 注意：ドブタミンの開始後は，循環状態を見ながら投与量を調節する．低血圧の悪化や不整脈が出現した場合は，減量または中止する.

症が増加するため，SSCG 2016 では 0.03 U/min までの容量にとどめることが明記されている[11].

　第二選択薬としてのアドレナリンを評価した RCT はなく，アドレナリン群 vs ノルアドレナリン群またはアドレナリン群 vs ノルアドレナリン＋ドブタミン群を比較した RCT に限られる[12, 13]．これらの比較では死亡率や虚血性合併症，乳酸アシドーシスの発症率に差は認められず，アドレナリンはノルアドレナリン，ドブタミン投与と比較して効果に差はないと判断されている．しかし，虚血性合併症や心機能への影響を懸念して，両診療ガイドラインともノルアドレナリンを投与してもショックの離脱が困難な場合における第二選択薬としての推奨となっている.

■　3．心機能低下症例に対する循環作動薬

　敗血症性ショックの中には SIMD と呼ばれる心機能低下をきたす病態があることは先に述べたが，この病態に対する循環作動薬の選択については未だ議論が多い．SSCG 2012 では輸液と血管収縮薬を投与しても循環動態が改善しない場合にドブタミンを使用することを推奨し，J-SSCG 2012 では解説の中でドブタミンでは心機能の改善が得られ難いことが述べられている．J-SSCG 2016，SSCG 2016 においてもドブタミンとプラセボを比較した RCT はなく，ドブタミン＋ノルアドレナリン群 vs アドレナリン群またはドブタミン＋ノルアドレナリン群 vs アドレナリン＋ノルアドレナリン群を比較した 2 つの RCT でドブタミンの評価が行われた[14, 15].

その結果，ドブタミン投与群と非投与群で死亡率，合併症発症率に差は認められず，心機能が低下した敗血症性ショックにおいてドブタミンがアドレナリンと同等の効果を示すと判断された．

　一方，SIMDでは心収縮障害より心拡張障害において予後が悪いことが示されており，心拡張障害を改善する薬剤としてホスホジエステラーゼ阻害薬が期待されてきた．2016年に出されたGordonらのRCTでは血管収縮薬の投与を必要とする516例の敗血症性ショック症例に対し，ホスホジエステラーゼ阻害薬のレボシメンダンまたはプラセボの投与が行われたが，両群に死亡率の差は認められなかった[16]．このRCTでは心機能の評価が行われておらず，SIMDに対するホスホジエステラーゼ阻害薬の効果としては，評価はまだ不十分とされている．

　心機能低下が疑われる敗血症性ショックでは死亡率が極めて高いことを考慮して，**評価が定まっていないホスホジエステラーゼ阻害薬の推奨は行わず，アドレナリンに対して非劣勢を示したドブタミンを推奨する**というのがJ-SSCG 2016，SSCG 2016の共通した考え方である．

　以上，敗血症性ショックの初期蘇生における薬物療法（循環作動薬の投与）について述べた．敗血症性ショックは血管内皮の透過性亢進による「循環血液量減少性ショック」と末梢血管抵抗の低下による「血管分布異常性ショック」とが混合したショックであり，その初期蘇生については従来，大量輸液で循環を保つことが主流であった．その中でEGDTの検証が行われ，現在は**必要十分な輸液を行いながら病態に応じて循環作動薬を併用する**という考え方に変化している．診療ガイドラインはそれらの根拠となったエビデンスの集大成として推奨文を提示しているが，**敗血症性ショックの病態と治療を学ぶためには推奨の根拠となったエビデンスまで辿ってみることをお勧めする．**

[文　献]

1）日本版敗血症診療ガイドライン2016作成特別委員会 編：日本版敗血症診療ガイドライン2016．日救急医会誌 28：S1-S4, 2017，日集中医誌 24：S2, 2017

2）Rhodes A, Evans LE, Alhazzani W et al：Surviving Sepsis Campaign：International Guidelines for Management of Sepsis and Septic Shock：2016. Intensive Care Med 43：304-377, 2017

3）Rivers E, Nguyen B, Havstad S et al；Early Goal-Directed Therapy Collaborative Group：Early goal-directed therapy in the treatment of severe sepsis and septic shock. N Engl J Med 345：1368-1377, 2001

4）ProCESS Investigators, Yealy DM, Kellum JA et al：A randomized trial of protocol-based care for early septic shock. N Engl J Med 370：1683-1693, 2014

5）ARISE Investigators；ANZICS Clinical Trials Group, Peake SL, Delaney A et al：Goal-directed resuscitation for patients with early septic shock. N Engl J Med 371：1496-1506, 2014

6）Mouncey PR, Osborn TM, Power GS et al；ProMISe Trial Investigators：Trial of early, goaldirected resuscitation for septic shock. N Engl J Med 372：1301-1311, 2015

7）Boyd JH, Forbes J, Nakada TA et al：Fluid resuscitation in septic shock：a positive fluid balance and elevated central venous pressure are associated with increased mortality. Crit Care Med 39：259-265, 2011

8）Bai X, Yu W, Ji W et al：Early versus delayed administration of norepinephrine in patients with septic shock. Crit Care 18：532, 2014

9）Landesberg G, Gilon D, Meroz Y et al：Diastolic dysfunction and mortality in severe sepsis and septic shock. Eur Heart J 33：895-903, 2012

10）De Backer D, Biston P, Devriendt J et al；SOAP II Investigators：Comparison of dopamine and

norepinephrine in the treatment of shock. N Engl J Med 362：779-789, 2010
11) Russell JA, Walley KR, Singer J et al；VASST Investigators：Vasopressin versus norepinephrine infusion in patients with septic shock. N Engl J Med 358：877-887, 2008
12) Myburgh JA, Higgins A, Jovanovska A et al；CAT Study investigators：A comparison of epinephrine and norepinephrine in critically ill patients. Intensive Care Med 34：2226-2234, 2008
13) Levy B, Perez P, Perny J et al：Comparison of norepinephrine-dobutamine to epinephrine for hemodynamics, lactate metabolism, and organ function variables in cardiogenic shock. A prospective, randomized pilot study. Crit Care Med 39：450-455, 2011
14) Annane D, Vignon P, Renault A et al；CAT Study investigators：Norepinephrine plus dobutamine versus epinephrine alone for management of septic shock：a randomised trial. Lancet 370：676-684, 2007
15) Mahmoud KM, Ammar AS：Norepinephrine supplemented with dobutamine or epinephrine for the cardiovascular support of patients with septic shock. Indian J Crit Care Med 16：75-80, 2012
16) Gordon AC, Perkins GD, Singer M et al：Levosimendan for the prevention of acute organ dysfunction in sepsis. N Engl J Med 375：1638-1648, 2016

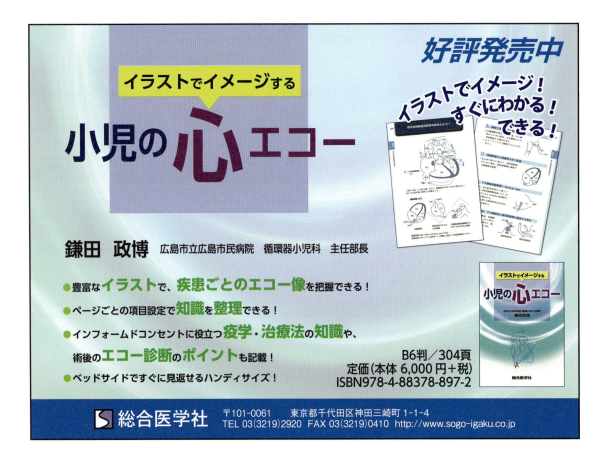

特集 エキスパートに学ぶショック管理のすべて

アドバンス編—重症患者のショック管理をワンランクアップさせるために—

Ⅱ．ショック・臓器障害治療の実際

5. ショックにおける栄養管理

1) 高知大学医学部 麻酔科学・集中治療医学講座，2) 同 災害・救急医療学講座

矢田部智昭[1]，長野　修[2]

Key words 経腸栄養，経静脈栄養，血糖管理

point

▶ 栄養管理は集中治療における重要な治療の1つである．

▶ ショック患者では，循環が安定した後に，経腸栄養を開始する．

▶ 栄養管理と血糖管理は密接に関連している．

はじめに

　栄養管理は集中治療における重要な治療の1つである．集中治療の治療成績向上により，そのゴールは生存退院から，post intensive care syndrome（PICS）や ICU-acquired weakness（ICU-AW）という概念が提唱されるなど，退院後の機能的予後や社会復帰が最終目標になってきた．この PICS や ICU-AW の予防に栄養管理は大切と考えられてい

る[1]．しかし，ショック患者においては，栄養管理開始のタイミングを誤ると重篤な合併症をきたす可能性がある．本稿では，集中治療患者における栄養管理の概略を示しながら（図1），ショック患者の栄養管理で特に留意する点について述べる．また，栄養管理と血糖管理は密接に関連しているので，血糖管理についても概説する．

経腸栄養
- 栄養投与の基本ルート「使える腸は使う」
- 入室 24～48 時間以内に開始する

経静脈栄養
- 経腸栄養が開始できない，経腸栄養だけでは不十分，重症化以前に低栄養が存在する患者で適応

目標エネルギー投与量
- 初期の1週間は消費エネルギーに見合うエネルギー投与量を目指さない（過剰栄養を避ける）

目標蛋白投与量
- 1.2～2.0g/kg/day が目安ではあるが，至適量は不明

図1　集中治療患者における栄養管理

集中治療患者における栄養投与ルートの選択

●要点：「腸が使える」患者では経腸栄養を選択する.

栄養投与ルートとして，経口，経腸，経静脈がある．経口摂取可能であれば，経口摂取を行うが，集中治療患者では人工呼吸器の使用などで経口摂取が困難な場合が多く，経腸栄養，経静脈栄養が中心となる．では，経腸と経静脈のどちらがいいだろうか．経腸栄養と経静脈栄養に関するメタ解析の結果では，死亡率に差はないものの，感染症発症率は経

腸栄養で有意に少ない［リスク比（RR）：0.66，95％信頼区間（CI）：0.56〜0.78，p <0.0001][2]．この結果より，日本版重症患者の栄養療法ガイドライン（日本版ガイドライン）では，経腸栄養を優先することを強く推奨している[2]．経腸栄養の方が，生理的であることも考慮して，「腸が使える」患者では，経腸ルートを選択する．

経腸栄養を開始するタイミング

●要点：1）集中治療室に入室後24時間以内，遅くとも48時間以内に経腸栄養を開始する.
　　　　2）ショック患者では，血行動態が安定化するまでは経腸栄養を控える.

■ 1. 早期経腸栄養開始のメリット

経腸栄養の開始時期について早期と後期を比較すると，早期に開始することで有意に死亡率［RR：0.70，95％CI：0.49〜1.00，p=0.05］，感染性合併症［RR：0.74，95％CI：0.58〜0.93，p=0.01］が低下するため[3]，重症病態に対する治療を開始した後，可及的に24時間以内，遅くとも48時間以内に経腸栄養を開始することを日本版ガイドラインでは推奨している[2]．経腸栄養を開始することで，腸管機能の維持，免疫反応の調整などの効果が期待できる[3]．大きく機能が傷害されてからでは，回復にも時間がかかり，経腸栄養により期待される効果も現れにくくなる．そのため，速やかに経腸栄養を開始することが望ましい．

■ 2. ショック患者において注意すること

ショック患者では，重要臓器への血流を維持するために，腸管の血管は収縮し，血流供給が低下している．この状況下で経腸栄養を開始すると，腸管への血流増加により主要臓器への血流が相対的に減少してショック症状が増悪するだけでなく，腸間膜動脈の血管攣

縮が生じ，腸管虚血をひき起こす可能性がある[4]．腸管虚血の死亡率が58〜80％と高率であるため，日本版ガイドラインでは，「高容量の昇圧薬投与，大量輸液，大量輸血が必要な場合など，循環動態不安定な患者に対しては，蘇生されて血行動態が安定するまでは経腸栄養の開始を控えることを弱く推奨する」，「循環動態不安定時に投与する場合は，栄養投与中のショックあるいは非閉塞性腸管壊死などの発症に留意し，その徴候を認めた場合には経腸栄養を中断することを強く推奨する」としている[2]．海外のガイドラインでは，平均血圧が50mmHg未満，血行動態を維持するためにカテコラミンが開始あるいは増量された患者では経腸栄養を控えることを勧めている[3]（図2）．治療に反応して，カテコラミンが減量されている患者では，経腸栄養の開始や再開を考慮し，経腸栄養投与中の患者であっても状態が変化し，カテコラミンが開始，あるいは増量になった場合には中止を検討する必要がある．カテコラミン投与患者で経腸栄養を使用している場合には，少量持続投与で行い，経腸栄養投与開始後の血圧低下，腹部膨満，胃管排液の増加，腸管蠕動

経腸栄養を控えるべき患者
・平均血圧が 50 mmHg 未満の患者
・血行動態を維持するために昇圧薬開始，増量されている患者

経腸栄養の開始・再開
・治療に反応して，カテコラミンが減量・中止された場合
・少量持続投与で開始する

腸管に異常をきたしている可能性を疑うサイン
・経腸栄養投与開始後の血圧低下　　・腹部膨満
・胃管排液の増加　　　　　　　　　・腸管蠕動減少
・代謝性アシドーシスの進行

図2　ショック患者における経腸栄養の注意点

減少，代謝性アシドーシスの進行など腸管に異常をきたしている可能性のあるサインを見落とすことがないように注意深い観察が必要である[2,3].

経腸栄養の方法と注意点

● 要点：経腸栄養を安全に施行するために誤嚥などの合併症に注意が必要である.

　経腸栄養を行うための栄養チューブの先端位置は，胃内，幽門後のどちらを選択してもよい．また，食道癌術後などで小腸瘻が造設されている場合，これを用いて経腸栄養を開始することができる.

　経腸栄養で注意すべき合併症としてチューブの位置異常と誤嚥がある．特にチューブを気管，肺に誤挿入し，気づかずに栄養剤を投与した場合，死亡など重篤な結果をひき起こす．確実に避けるためにX線撮影を行い，栄養チューブの先端位置を複数人で確認すべきである.

　誤嚥は，70歳以上，意識レベルの低下，口腔ケアの不足，栄養剤の間欠投与などがリスク因子である[2]．対策としては，上半身の30〜45°挙上，薬物的な消化管蠕動促進，持続投与への変更，幽門後からの投与などがある．チューブ位置が胃内と幽門後を比較したメタ解析において，死亡率に差はなかったが，肺炎の発症は幽門後で有意に減少した［オッズ比(OR)：0.71，95%CI：0.58〜0.86，$p < 0.01$][2].

　その他の合併症に下痢がある．下痢には，投与速度を遅くする，別の経腸栄養剤に変更するといった対策がある．ただし，抗菌薬使用中で発熱を伴う場合には，偽膜性腸炎を否定する必要がある.

経静脈栄養の適応

● 要点：経静脈栄養は経腸栄養が開始できない，経腸栄養だけでは不十分な場合に適応となる.

　日本版ガイドラインにおいて，経静脈栄養は，「重症化前に低栄養がない患者において，初期1週間に経腸栄養が20 kcal/hr以上投与できれば，目標量達成を目的とした静脈栄養を行わないことを弱く推奨する」とされている[2]．つまり，経腸栄養が開始できない場合や，経腸栄養だけでは十分なエネルギー量を投与できない，重症化以前に低栄養が存在する患者で適応となる.

目標エネルギー投与量

●要点：1）エネルギー消費量は 25～30 kcal/kg/day の簡易式で推定してもよい．

**　　　　2）急性期の過剰栄養は有害であり，避ける必要がある．**

■ 1．エネルギー消費量の推定

　集中治療患者では正確にエネルギー消費量を推定することは難しい．エネルギー消費量を算出する方法としては，推算式や簡易式を使用する方法と間接熱量計を用いる方法がある．推算式としては Harris-Benedict の式を用いる方法があるが，日本版ガイドラインでは 25～30 kcal/kg/day の簡易式を使用してもよいとしている[2]．

■ 2．目標エネルギー投与量の設定

　過剰栄養が有害とは考えられているが，至適エネルギー投与量は現在のところ明らかになっていない．経腸栄養では，重症化以前に栄養障害がない症例では，初期の 1 週間は推定した消費エネルギーに見合うエネルギー投与量を目指さないことが推奨されている[2]．一方で，エネルギー負債の程度と合併症の発生の関連を指摘する報告もあり，特に重症化以前に栄養障害がある症例では，エネルギー負債が大きくなり過ぎない程度の投与量は必要と考えられる[2]．静脈栄養においても至適エネルギー投与量は明らかではない．最近の研究で，初期 7 日間の 18 kcal/kg/day 以上のエネルギー投与は死亡率を増加させるが，それ以降の多いエネルギー投与は有用との報告[5]があり，患者の状態をよく考慮し，エネルギー投与を増加させるタイミングが重要かもしれない．

目標蛋白投与量

●要点：1）至適蛋白投与量は不明である．

**　　　　2）ICU-AW の予防には十分な蛋白投与が必要といわれている．**

　海外のガイドライン[3]では蛋白投与量として 1.2～2.0 g/kg/day を推奨されているが，蛋白投与量と重症患者の予後に関する良質な研究はほとんど行われていない．そのため，日本版ガイドラインでは，至適蛋白投与量は不明であるとしている[2]．

　重症患者では腎代替療法を施行している場合も多い．腎代替療法を施行すると 10～15 g/day のアミノ酸が喪失するため，海外のガイドラインでは，蛋白投与量は最大で 2.5 g/kg/day まで増量することを推奨している[3]．

　最近の研究で，蛋白投与量もエネルギー投与量と同じくタイミングが大切である可能性が示唆されている[6]．また，ICU-AW の予防には十分な蛋白投与が必要といわれている[1]．至適量は不明であるが，腎代替療法の施行の有無も含めて患者の状態に合わせて過小，過剰にならないように注意する．

血糖管理

● **要点：1）144～180mg/dL を血糖管理の目標とする.**

　　　　2）栄養投与量が変更になった場合，血糖値に留意する.

■ 1. 血糖管理の目標値

血糖管理により死亡率や感染症発生率の軽減，ICU-AW の予防などの効果が期待できる一方で，低血糖の危険がある. 特に鎮静されている集中治療患者では，低血糖の発見が困難である. そのため，144～180mg/dL を血糖管理の目標とし，低血糖を確実に回避するという考えが一般的である. また，血糖値の変動は少ない方がよいとか，もともと糖尿病の管理が十分でない患者では 200mg/dL 程度を目標にした方がよいなどの議論もなされている.

■ 2. 栄養管理と血糖管理

急性期の血糖管理は，スライディングスケール法を用いてインスリン持続静脈投与で行う. 血糖値が安定しない場合，1～2 時間ごと，状態が落ち着いていれば 4 時間ごとに血糖を測定する[2]（**図3**）. 毛細管血を使用した簡易血糖測定法は血液ガス分析器による血糖測定と比較して測定誤差が大きく，正確性に欠けるため，血液ガス分析器による血糖測定の使用が日本版ガイドラインでは強く推奨されている[2].

栄養管理と血糖管理は密接に関連している. 嘔吐などで経腸栄養が中止，減量になった場合，インスリン速度に注意しておかないと，思わぬ低血糖を招く危険がある. インスリン投与中に栄養投与が変更になったときには，次の血糖測定のタイミングまでの間に，血糖測定を追加することが望ましい. また，インスリンを 2～3 単位/hr まで増加させても血糖値が目標にならない場合，栄養投与が過剰かもしれないので，減量を考慮する. 一方，患者の状態が好転し，血糖値が安定してきたら，投与量を増加させるタイミングと判断できる.

図3　血糖管理のまとめと栄養管理との関係

血糖管理の目標値 144～180mg/dL
※コントロール不良の糖尿病患者では 200mg/dL 程度

血糖測定状態　不安定：1～2 時間ごと　　安定：4 時間ごと
※静脈血/動脈血を用いて血液ガス分析装置（または簡易血糖測定器）で測定する

・嘔吐などで経腸栄養が中止，減量になった場合
　→低血糖を招く危険
・インスリンを増加させても血糖値が目標にならない場合
　→栄養投与が過剰かもしれないので，減量を考慮
・患者の状態が好転し，血糖値が安定してきた場合
　→投与量を増加させるタイミングと判断

おわりに

集中治療患者における栄養管理は重要な治療ではあるが，エビデンスが十分とはいえない. そのため，経腸栄養が栄養管理の原則ではあるが，ショック患者では血行動態が安定化するまでは経腸栄養は控える. 一方で，栄養管理はタイミングが大切であり，血行動

態，血糖値を含む検査所見など患者の状態をよく観察して，状態が改善してきたときには積極的に栄養を投与することが，ICU-AWの予防など患者の長期予後に重要かもしれない．

[文　献]

1） Wischmeyer PE, San-Millan I：Winning the war against ICU-acquired weakness：new innovations in nutrition and exercise physiology. Crit Care 19（Suppl 3）：S6, 2015
2） 日本集中治療医学会重症患者の栄養管理ガイドライン作成委員会：日本版重症患者の栄養療法ガイドライン．日集中医誌 23：185-281, 2016
3） McClave SA, Taylor BE, Martindale RG et al；Society of Critical Care Medicine；American Society for Parenteral Nutrition：Guidelines for the Provision and Assessment of Nutrition Support Therapy in the Adult Critically Ill Patient：Society of Critical Care Medicine（SCCM）and American Society for Parenteral and Enteral Nutrition（A.S.P.E.N.）. JPEN J Parenter Enteral Nutr 40：159-211, 2016
4） 巽　博臣，升田好樹，後藤京子：経腸栄養開始時の条件；循環の安定性の評価，腸管機能評価，合併症対策．日静脈経腸栄会誌 30：659-663, 2015
5） Braunschweig CL, Freels S, Sheean PM et al：Role of timing and dose of energy received in patients with acute lung injury on mortality in the Intensive Nutrition in Acute Lung Injury Trial（INTACT）：a post hoc analysis. Am J Clin Nutr 105：411-416, 2017
6） Koekkoek WACK, van Setten CHC, Olthof LE et al：Timing of PROTein INtake and clinical outcomes of adult critically ill patients on prolonged mechanical VENTilation：The PROTINVENT retrospective study. Clin Nutr（in press）

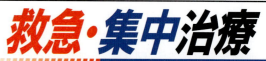
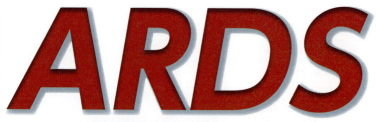
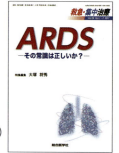

特集 **エキスパートに学ぶショック管理のすべて**

トピックス編—その常識は正しいか？—

1. ショックと β レセプター
―β₃ 受容体と敗血症についての考察―

旭川医科大学 救急医学講座　岡田　基

Key words β₃ 受容体，敗血症性心筋症，β 遮断薬

point

▶ β アドレナリンシステムが全身の臓器機能の恒常性維持に寄与している．

▶ β アドレナリンシステムは敗血症の代謝異常に大きく寄与し，その制御不良が予後に影響する．

▶ β₃ 受容体は主に脂肪細胞に発現し脂肪分解と熱産生にかかわるが，心臓病治療のための新しいターゲットとなる可能性がある．

▶ β₃ 受容体は心不全でその発現が増強し，主に Gi 蛋白と結合し β₁，β₂ の過剰な刺激に対して抑制的に働く，また NO の合成を促進する．

▶ β 遮断薬のなかではカルベジロールは β₃ 受容体の発現を抑制し，メトプロロールとネビボロールは β₃ 受容体の発現と活性を増強する．

Q βアドレナリン受容体にはどのような種類がありますか？

A ショックは不十分な組織灌流によって生じる臨床症候群です．原因にかかわらず低灌流によって酸素とエネルギー基質の需給バランスが崩れることで細胞機能障害が生じ，微小血管系の機能的・構造的変化を介して，炎症メディエーターの産生と放出を誘発します．細胞灌流の悪化は多臓器不全の原因となり，その過程が進行すると死に至る病態です．

交感神経作動システムは，免疫・代謝・心血管系および凝固系の恒常性の維持に重要な役割を果たしています．なかでも β 受容体は免疫細胞，血管，心臓，気道，肺，脂肪組織，骨格筋など体内に広く存在し，これらの防御システムが複雑に作動し臓器機能の恒常性維持に寄与していると考えられています[1]．

β アドレナリン受容体（βAR）は G 蛋白質共役型受容体（GPCR）で，神経ホルモン，感覚刺激，および G 蛋白質を介した多様なリガンドからの細胞シグナルを伝達する細胞生理学的調節因子です．βAR はそのシグ

表1　βアドレナリン作動性受容体の種類と作用

レセプタータイプ	局　在	作　用
α₁	血管平滑筋	末梢血管収縮 瞳孔散大 前立腺収縮
α₂	自律神経前シナプス前	セロトニン，ドパミン遊離作用 血小板凝集 脂肪分解抑制
β₁	心臓	陽性変力作用 陽性変時作用
β₂	気管・腸・血管平滑筋	気管支平滑筋拡張作用 末梢血管拡張
β₃	脂肪細胞・消化管・肝臓・骨格筋	脂肪分解・熱産生・基礎代謝

アドレナリン受容体は α₁, α₂, β の三種類と，β はさらに 3 つのサブタイプに分類されている.

ナルの入口として重要であり，心臓血管系において機能と形態を調節する最も重要な分子標的であると考えられています．現在，3 つの βAR サブタイプ（β₁AR，β₂AR，β₃AR）が心筋において同定されており，β₁AR および β₂AR が最も研究されています（**表 1**）.

Q　β₃ 受容体とはどのようなものですか？

A　β₃ 受容体（β₃AR）は 1989 年にクローニングされ，主に脂肪組織における脂肪分解および熱発生調節に関与していることがわかりました．その後 20 年間の研究で，β₃AR は消化管，肝臓，前立腺，膀胱，脳，子宮内膜にも発現することが報告されました．心臓血管系では主に心筋および内皮に存在し，心筋代謝，血管拡張，心収縮弛緩の調節に至る複数の役割を有することが明らかになり，β₃AR が心臓病治療のための新しいターゲットとなる可能性があります[2].

　哺乳類の β₃AR 配列は，GPCR の典型的な構造を有する β₁AR，β₂AR 同様，G 蛋白共役 7 回膜貫通型受容体（7-TMD）に属します（**図 1**）．興味深いことに，β₃AR を他の βAR 蛋白質配列と比較すると，7-TMD 配列において，β₁AR，β₂AR とそれぞれ 51％，46％の相同性がありますが，C 末端ドメインに cAMP 依存キナーゼ[*1]（A キナーゼ）や βARK[*2] リン酸化部位がなく，β₁AR，β₂AR に豊富に存在するセリンやスレオニン残基がほとんどありません．このため，受容体の薬理学的調節およびリガンドに対するそれらの応答に影響を与えると考えられています.

　β₃AR は，アデニレートシクラーゼ刺激性（Gs）または阻害性（Gi）蛋白質サブユニットからなるとされますが，少なくとも心室筋においては主に Gi 蛋白と結合しています．心筋では，カテコラミンによって βAR が刺

[*1]cAMP 依存プロテインカイネース，A キナーゼともいう．cAMP の濃度が上昇すると活性化される蛋白質キナーゼで，基質となる蛋白質のセリン，スレオニンをリン酸化して細胞の代謝活性を制御する.

[*2]β アドレナリン受容体キナーゼは β アドレナリン受容体と関連 G 蛋白質共役型受容体を特異的にリン酸化する．βARK2 は GRK3 と同じで，心臓，肺，脂肪細胞に高発現する.

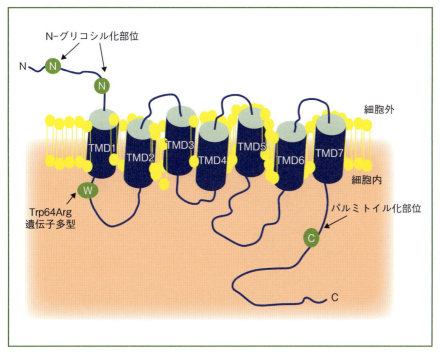

図1 哺乳類のβ₃受容体配列　　　　　　　　　　（文献3を参照して作成）

*3 TMD：膜貫通ドメイン．

激されると，PKAは多くのCaイオン依存性シグナルと筋線維成分をリン酸化して，陽性変力作用および陽性変時作用をもたらします．β₃ARもGs蛋白と結合し，PKA活性を増加させますが，β₃ARはまたGi蛋白と結合していますので，β₁ARおよびβ₂ARの過剰活性化を防止するブレーキとして作用します．これは心不全時の代償機構として考えられています．さらに，β₃ARの刺激は，心臓においてeNOSやnNOSの活性化をもたらし，NOの生合成とcGMPおよびPKGを活性化します．PKGは，NO/cGMP経路[*4]の生物学的作用の多くを媒介するセリン/スレオニンキナーゼであり，特に，β₃ARの下流のPKGは筋細胞の弛緩を増強させ，トロポニンIおよびL型Ca^{2+}チャネルのリン酸化を介して陰性変力作用をひき起こします（図2）．したがって，β₃AR/NO-cGMP/PKGシグナリング経路は，心不全の病態での強固な心臓保護機構である可能性が高いと考えられます．

*4 一酸化窒素 nitric oxide（NO）は血管内皮細胞由来の血管弛緩因子で，グアニル酸シクラーゼを活性化してcGMPの産生を促進し，血管弛緩をひき起こす．また，G蛋白キナーゼ（PKG）を活性化する．

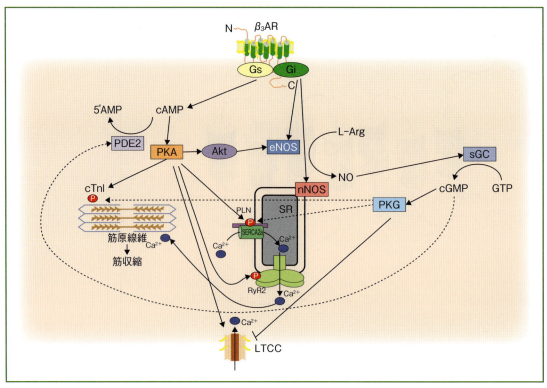

図2 β3AR の心臓への作用　　　　　　　　　　　　　　　　　　　　　（文献3を参照して作成）

Q 心臓での β3 受容体の役割は何ですか？

A β3AR は虚血性心不全や拡張型心筋症患者では，健常者と比較して2，3倍増加することが報告されています[4]．さらに，敗血症で死亡した患者の心筋には β3AR が発現していることも報告されました[5]．我々の研究でも，LPS 投与マウスの心筋に β3AR の mRNA および蛋白が発現増強することを確認しています．

　心筋虚血などで心臓が傷害されると，心拍出量を維持するために，交感神経活動の増加およびカテコラミンの放出があり，βAR を介した陽性変時・変力能が刺激されます．しかし，高レベルのカテコラミンの心臓の慢性的な曝露は，心機能および構造の進行性の悪化を誘発し，心臓でのリモデリングをもたらします．βAR の持続的活性化は左室の機能不全および死亡率と相関します．また，心筋細胞内の βAR 調節に関与する GRK2 は，βAR をリン酸化してその応答性を減弱させます．脱感作とよばれるこのプロセスは初期段階で保護機構を示しますが，慢性期では β1AR および β2AR の調節不全およびシグナリングの異常（例えばダウンレギュレーションおよび過剰発現）をひき起こし，疾患の進行を促進する可能性があります[6]．一方 β3AR は GRK 認識部位を欠き，脱感作およびダウンレギュレーションの対象とはならず，心筋でアップレギュレートされます．したがっ

て，β₃AR の過剰発現または持続的活性化は心臓保護的であり，虚血再灌流モデルや高血圧性肥大心のモデルにおいて，左心機能や心肥大を改善させる可能性があります[5, 7]．

一方で，持続的な β₃AR 刺激は陰性変時作用により心不全を誘発するリスクがあることも長年議論されています．

心機能障害の初期段階において，内因性の NO 産生は，β₁AR，β₂AR による陽性変力応答の減弱と弛緩を改善させることによって拡張期回復を増加させ収縮機能不全を補償します．敗血症に関する最近の研究では，心筋細胞特異的 eNOS 過剰発現マウスにおいて，エンドトキシン血症によって誘発される弛緩障害が予防されたことが報告されました[2]．

ヒトでも，β₃AR の活性によりアップレギュレートされた eNOS は，早期の敗血症において同様の適応的役割を担い，心抑制を進展させます．そうであれば，β₃AR アンタゴニストを，最適な時期に投与できれば，敗血症における収縮抑制に対し有用であり得ます．ただ，β₃AR は炎症や心不全で発現が増強しますが，その役割は小さく生命予後や抗炎症作用には関係ないとする意見もあります[8]．

Q β遮断薬の中に β₃ 受容体作動薬はありますか？

敗血症を含めた急性心機能障害の治療において β 遮断薬の有用性も議論されています．β 遮断薬が慢性心不全治療薬として臨床で用いられて久しいですが，β 遮断薬と β₃AR との関係性が 2007 年に報告されました．これは動物モデルでの報告ですが，大動脈狭窄によって誘発された心不全ラットモデルでは，メトプロロール（選択的 β₁ 遮断薬）処置は増加した β₃AR の発現レベルに影響しませんでしたが，カルベジロール（非選択的 β ブロッカー）は，明らかな β₃AR のダウンレギュレーションをもたらしました[9]．また，メトプロロールが β₃AR アップレギュレーションおよび NO 生成を介して糖尿病ラットの心臓機能を改善できることが示されました．僧帽弁逆流のイヌモデルにおいても，メトプロロールが β₃AR アップレギュレーションを促進し，その保護シグナリング，すなわち，nNOS/NO/cGMP を増強できることを見出しました．

このように心不全において β 遮断薬の使用が β₃AR の発現および活性の増強を誘導し得ることが，多数の研究によって示唆されました[9]．さらに，近年，高度な β₁ 遮断薬であるネビボロールの β₃AR アゴニスト活性の可能性について示されています．心筋虚血再灌流傷害のモデルでは，ネビボロールは心臓の β₃AR を活性化し，梗塞サイズの顕著な減少をもたらしました．同様に，心筋梗塞モデルマウスにおいても，心筋梗塞サイズおよび心機能の改善を減少させることができました．興味深いことに，心筋梗塞の 4 週間後に，心臓の β₃AR レベルの有意な低下があり，ネビボロールがこの受容体の発現を回復できることも示しました．心筋細胞における

直接作用に加えて，ネビボロールなどの β_3AR の刺激作用を有する β_1 遮断薬は，内皮に作用し，NO の産生を増加し血管を拡張させることが報告されています．これら新血管新生の増強も，心不全の防御機構の１つと考えられています[3]．

Q 敗血症による代謝異常での β 受容体の役割は，どのようなものがありますか？

敗血症は，安静時消費エネルギーの増加，広範な蛋白質および脂肪代謝，負の窒素バランス，高血糖，および除脂肪体重の進行性喪失を特徴とする，全身性の異化亢進状態となります．このストレス反応は初期段階では適応可能ですが，持続すると栄養不良や免疫抑制をひき起こし，臓器の機能不全や死を促進します．細胞レベルでは，細胞性呼吸障害を特徴とします．敗血症性ショックにおいて，酸素の組織分圧は正常または高く，細胞が酸素を利用できないことを示しています．これは iNOS の発現による過剰な NO によるミトコンドリア機能不全の結果と考えられています[10]．

実験的敗血症において，プロプラノロールは，内因性グルコース産生の減少を介して血漿グルコース濃度を低下させました．さらに，プロプラノロールは窒素バランスを改善し，筋蛋白質分解の減少を示唆しました．一方，これらの効果は β_1 遮断薬ではみられず代謝調節に関する活性を認めません．カルベジロールは，慢性心不全および心筋梗塞において，ミトコンドリア透過性移行の阻害を介して心筋ミトコンドリア保護を発揮します．敗血症による代謝障害において，β_2AR 遮断は，糖新生，高血糖症，プロテオリシスおよび安静時エネルギー消費を低下させるのに有益であると考えられています[11]．

また，βAR の刺激は Glut4 の取り込みを抑制しインスリン抵抗性を増加させることが知られていますが，この抑制作用には β_2AR と β_3AR が関与しています[12]．我々の研究でも β_3AR アンタゴニストが敗血症での心筋ミトコンドリアへの脂肪酸輸送に関わる重要な酵素である CPT1 の活性低下と Glut4 の発現低下を改善させることを確認しています．カルベジロールには弱い β_3AR 遮断作用があり，β_3AR もまた敗血症時のメタボリックターゲットになる可能性があります．

敗血症による心機能低下は，βAR のダウンレギュレーションとレセプター以下のシグナル抑制などによるミトコンドリア機能低下背景にあります（図3）[13]．一方，可逆性変化をきたすことができず多臓器不全にいたるものは，心不全の際の代償反応である脂肪酸代謝から糖代謝への代謝シフトの機能不全である可能性があります．敗血症では循環障害によって組織の低酸素，ミトコンドリア機能低下をきたし組織の代謝機能不全を悪化させます[14]．

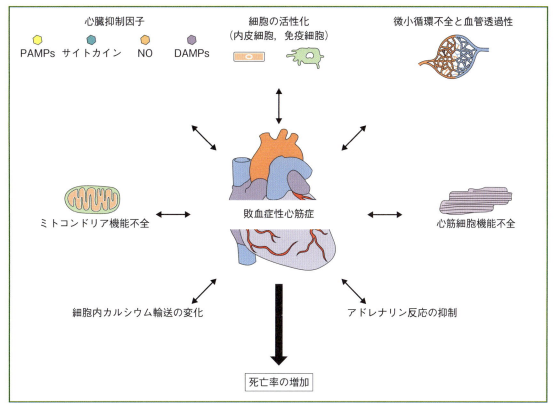

図3 敗血症による心機能低下のメカニズム （文献13を参照して作成）

　Novotnyらは敗血症に対するβ遮断薬の効果として，単に血行力学的な改善だけでなく，交感神経刺激による異化亢進を抑制し，インスリン抵抗性増悪に伴う細胞内の糖利用障害の改善，β酸化抑制に伴う脂肪酸の動員を抑制することでの酸素需給バランスの回復などが期待されるとしました[15]．

　我々のLPS投与マウス敗血症モデルを用いた研究から，$β_3AR$アンタゴニスト投与によって，Glut4，CPT1[*5]の活性化とATP量の増加を認め，死亡率を改善させたことから，$β_3AR$が敗血症のメタボリックターゲットになる可能性があると考えています．$β_3AR$の抑制による心機能改善および，生命予後改善の直接的なメカニズムはまだ解明されていませんが，敗血症による心機能低下を含めた急性心不全での代謝調節にかかわっていることが示唆される興味深い知見です．

[*5] carnitine O-palmitoyl transferase type I：カルニチンパルミトイルトランスフェラーゼ1型．長鎖脂肪酸は細胞質で活性化されてアシル-CoAになるが，アシル-CoAはミトコンドリア内膜を通過できないため，一端，カルニチンと結合してからミトコンドリアのマトリックス内に取り込まれ，再び脂肪酸アシル-CoAに再生される．CPT1は，脂肪酸のミトコンドリアへの輸送の際に必要な酵素である．マロニルCoAにより阻害される．その後，ミトコンドリアに取り込まれた脂肪酸アシル-CoAはβ酸化の原料になり，ATPを産生する．

[文　献]

1 ）岡田　基：敗血症とβ遮断薬. ICU と CCU 37：801-809, 2013

2 ）Moniotte S, Balligand JL：Potential use of beta3-adrenoceptor antagonists in heart failure therapy. Cardiovasc Drug Rev 20：19-26, 2002

3 ）Cannavo A, Koch WJ：Targeting β3-Adrenergic Receptors in the Heart：Selective Agonism and β-Blockade. J Cardiovasc Pharmacol 69：71-78, 2017

4 ）Moniotte S, Kobzik L, Feron O et al：Upregulation of beta（3）-adrenoceptors and altered contractile response to intropic amines in human failing myocardium. Circulation 103：1649-1655, 2001

5 ）Gauthier C, Rozec B, Manoury B et al：Beta-3 adrenoceptors as new therapeutic targets for cardiovascular pathologies. Curr Heart Fail Rep 8：184-192, 2011

6 ）Fu Q, Wang Q, Xiang YK：Insulin and β Adrenergic Receptor Signaling：Crosstalk in Heart. Trends Endcrinol Metab 28：416-427, 2017

7 ）Moniotte S, Belge C, Sekkali B et al：Sepsis is associated with an upregulation of functional beta3 adrenoceptors in the myocardium. Eur J Heart Fail 9：1163-1171, 2007

8 ）Walker-Brown J, Roberts MR：Differential contribution of beta-adrenergic receptors expressed on radiosensitive versus radioresistant cells to protection against inflammation and mortality in murine endotoxemia. Shock 32：541-547, 2009

9 ）Trappanese DM, Liu Y, McCormick RC et al：Chronic β1-adrenergic blockade enhances myocardial β3-adrenergic coupling with nitric oxide-cGMP signaling in a canine model of chronic volume overload：new insight into mechanisms of cardiac benefit with selective β1-blocker therapy. Basic Res Cardiol 110：456, 2015

10）Montmollin E, Aboab J, Mansart A et al：Bench-to-bedside review：Beta-adrenergic modulation in sepsis. Crit Care 13：230, 2009

11）Norbury WB, Jeschke MG, Herndon DN：Metabolism modulators in sepsis：propranolol. Crit Care Med 35：S616-S620, 2007

12）Mangmool S, Denkaew T, Parichatikanond W et al：β-adrenergic receptor and insulin resistance in the heart. Biomol Ther 25：44-56, 2017

13）Durand A, Duburcq T, Dekeyser D et al：Involvement of mitochondrial disorders in septic cardiomyopathy. Oxid Med Cell Longev 2017：1-13, 2017

14）Beesley SJ, Weber G, Sarge T et al：Septic Cardiomyopathy. Crit Care Med 46：625-634, 2018

15）Novotny MN, Lahm T, Markel TA et al：beta-Blockers in sepsis：reexamining the evidence. Shock 31：113-119, 2009

特集 エキスパートに学ぶショック管理のすべて

トピックス編—その常識は正しいか？—

2. ショックと水素ガス吸入療法

東京歯科大学 救急科 **鈴木 昌**

Key words 虚血再灌流障害，酸化ストレス，ATP，Keep1-NrF2 系

point

▶ 水素医療はまだ開発段階で，動物ではショックを含めたさまざまな病態に有効だが，ヒトに対するエビデンスはない．

▶ 仮に水素が何らかの病態に有効だとして，水素が生体にどのように作用するのかは全くわかっていない．

▶ ショックに関して，動物実験では，ショック中とショック後の臓器不全の両面に有効な可能性が示されている．

▶ 水素は爆発や燃焼の恐れがあるが，4％以下では安全である．また，軽くて拡散性に富むので，通常の環境下では貯留する心配はない．

▶ 現在考案されている水素の投与方法は多岐にわたるが，重症病態を考えるとガス吸入が最も安定していると思われる．

Q 水素分子は本当にからだに効くのでしょうか？

A いまのところわかりません．
　近年，健康志向の高まりとあいまって，水素水や水素吸入，水素風呂，水素含有化粧品など，水素をうたった商品が多数登場し，その生理学的効果が商業ベースで喧伝されています．これらの中には，不適切な商品もあるようで，「水素は体によい」という良いイメージと，「水素ビジネスは本当か？」という負のイメージとがもたれるようになったようです．では，水素は人体に何らかの生理的な効果をもつのでしょうか？

　人体の中で，水素はイオンの状態で存在しています．しかし，**分子状水素**については利用できる機構がないといわれ，有害でも無害でもないと考えられてきました．ところが，ラットの脳梗塞モデルに対して水素ガス吸入の効果が示され，ヒドロキシラジカルやペルオキシ亜硝酸といった強力な悪玉のラジカルを選択的に消去するとの報告が出されました[1]．それ以

降，虚血再灌流モデルや一部の神経疾患，あるいは代謝性疾患などに対する有用性が動物実験レベルで多数示されています．そして，動物実験では，さまざまな病態に対して非常に大きな効果を示しています[2,3]．

一方，なぜ水素分子がさまざまな病態に対して有効なのかについての有力な検討結果は未だに報告されていません．すなわち，現状は現象論からのみ，「水素」は「効く」といわれているにすぎません．多くの研究者は，前述のように，水素分子の持つ弱い還元作用が悪玉の**酸化ストレス**を選択的に除去する効果によると考えています．また，**Keep1-NrF2系**に作用するとの報告もあります[4]．別の視点からは，さまざまな病態の中でもアデノシン三リン酸（adenosine triphosphate：ATP）の枯渇するような病態において，水素が有用とする考え方があるようです[5]．確かに，ATPが枯渇する状況，すなわち，例えば虚血や一部の神経疾患で，その枯渇状態に対して保護的な作用をもてば，細胞は傷害を受けずにすみます．とすれば，虚血後の再灌流障害や酸化ストレス，それにひき続く炎症性サイトカインの上昇は，そもそも発生しないことになります．これは，水素には多面的な作用があるとする従来の考え方とは別で，病態の最上流部分に作用しているので，その下流部分の傷害がすべて発生しないとする一元的な解釈を可能にする魅力的な考え方なのかもしれません．そして，**水素は分子量が極めて小さい分子であり，各種チャネルなどを介さずに細胞膜などを拡散**によって透過するであろうことから，ミトコンドリアにまで容易に到達しているものと想像されます（図1）．

いずれにしても，水素分子は救急・集中治療領域が扱う重篤な病態に対して，動物レベルで効果を発揮しています．しかし，機序が不明であるこ

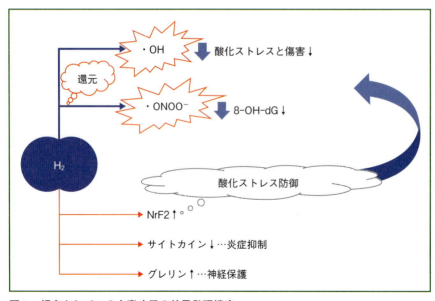

図1　想定されている水素分子の効果発現機序

と，そして，現状において，何よりもヒトに対する効果が明確になっていないことを認識しておく必要があります．

▶ TOPICS

Keep1-NrF2 系

　細胞は酸化ストレス・親電子性物質にさらされると，グルタチオン合成酵素やヘムオキシゲナーゼ1などの酸化ストレス応答遺伝子を発現誘導し，生体防御に努めます．この酸化ストレスによる遺伝子発現機構に関して，転写レベルの発現調節に NrF2 による遺伝子発現の活性化があります．一方，非酸化ストレス下では，NrF2 は Keep1 と名づけられた因子によって細胞質にとどめられ核移行が阻害されることで，遺伝子発現が抑制されています．このように，Keep1-NrF2 システムは，ストレス応答型の転写制御システムです．

Q 水素はショックに効くのでしょうか？

　この問いに対しても，今のところわからないといわざるを得ません．

　ショックやその周辺領域の動物と臨床応用に関するデータをみるといくつかの興味深い現象が浮かびあがります．

　ショックに対する水素分子の効果を試した研究の多くは，ショック後に発生する急性呼吸窮迫症候群（acute respiratory distress syndrome：ARDS）などのような臓器不全の予防効果を検討しています[6]．これらの研究結果は有用性を示しています．この場合のショックは出血性ショックと敗血症性ショックであり，ショックあるいはショック後の免疫応答の調節に対して効果を発揮する，すなわち**酸化ストレス**にかかわる効果だと考えられています．この考えは，前記の機序にかかわる大方の理解に基づくものです．

　一方，これとは異なるかもしれない現象が発表されています．これはヒトに対する pilot study の結果ですが，急性心筋梗塞における心筋再灌流障害を抑制する目的で，ST 上昇型心筋梗塞の緊急カテーテルインターベンションの際に水素ガス吸入を行った試験です．ここでは，急性期に効果はみられず，6ヵ月後の心機能に有意差を認めました[7]．この結果から考えられることは，動物実験で示されていた心筋の梗塞範囲の縮小ではなく，リモデリングに影響していたということです．可能性としかいえませんが，**ATP 依存性 K チャネル**に何らかの影響を及ぼしたと考えることができるかもしれません[8]．

　また，出血性ショックに対する動物実験では，出血によるショックの最中に水素ガス吸入が効果を発揮していました[9]．これは，再灌流障害の抑制では説明ができない現象です．むしろ虚血中に効果を発揮しているのかもしれません（図2）．出血性ショックでは，ショックの遷延に伴って，

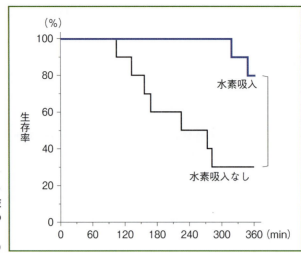

図2 ラット出血性ショックモデルにおける生理的食塩水輸液蘇生後の生存率の比較
（文献9より引用）

血管の反応性が低下して虚脱する，すなわちvascular decompensationが起こり，難治性のショックへと移行しますが，水素ガスはこれを守った可能性があります．このvascular decompensationには，**NO**が関与していると信じられています．**ATP依存性Kチャネル**が開口してカルシウムが小胞体から放出されることが関与します．ATP依存性Kチャネル阻害薬であるグリベンクラミドなどが出血性ショックに対して血圧維持の効果を発揮するのはこの機序によりますが，水素がミトコンドリアにまで容易に拡散によって到達し，これらのメカニズムのどこかに効果を発揮して，血管の収縮性や拡張性を保持している可能性があるものと考えられます．

結論として，動物実験では，水素分子はショックの最中からショックの離脱後にいたるまで臓器保護的に作用して，ショックに対する治療効果を発揮することが期待されます．

Q 水素を扱うのは危なくないのでしょうか？

A **水素濃度が4%以下**であれば安全です．

水素は燃料としてロケットや自動車などに活用されています．燃焼，すなわち酸素との反応によってエネルギーと水とが生成されます．また，原子力発電所の事故では水素爆発が発生しましたので，危険なイメージがあると思います．しかし，水素の燃焼温度は500℃を超え，ガソリンよりも高い温度になっています．また，酸素の存在下では，水素濃度が4%以下であれば燃焼しないことがわかっています．したがって，通常の我々の臨床の中では4%以下の水素ガスを用いることは危険がないといえます．

一方，もしも臨床であるいは動物実験で水素ガスを使用したとして，それが室内に充満して高濃度になり，4%を超えるのではないかとの危惧が

あるかもしれません．都市ガスやプロパンガス，あるいは硫化水素のようなガスでは，そのような貯留が起こって事故が発生することが知られます．しかし，水素は最も小さい分子ですので，空気よりも軽く，上に上にと拡散してゆきます．さらには，ガラスなども透過してしまいますので，通常の室内に貯留する心配はありません．もしも，将来，水素ガスが臨床で汎用されるようなことになれば，病室天上などに水素濃度計を準備するなどの安全対策が必要になるかもしれませんが，4％以下の水素ガスを通常の室内で用いても，燃焼や爆発の危険は極めて乏しいと考えられます．

> **Q** 水素分子を投与する方法には，どのようなものが考えられるでしょうか？

　水素分子の投与方法は，今のところ，ガスとして，吸入する方法，水素ガスを溶かした水分を飲用する方法，点滴する方法が考えられます．一部には，点眼などもありますが，救急・集中治療領域ではあまり現実的ではないでしょう．また，水素風呂は経皮的な拡散と吸入を期待できるようです．その他に，MgH_2 という物質は水と反応すると $Mg(OH)_2$ と H_2 とになりますので，このような物質を使用することも考えられるでしょう．あるいは，腸管細菌の中には水素を産出するものがあります．ただし，これらの中で治療としてどのように用いるかを考えた場合に，検証可能で再現性のよい方法での投与方法を選択すべきです．個人的な見解となりますが，検証可能で再現性がよく，さらに重症病態での投与を考慮すれば，吸入が最適なのではないかと考えています．

　水素ガス吸入を行うには，水素ガス発生装置を用いる場合と水素ガスを充填したボンベを用いる場合とがあります．医療で用いることを考えれば，**4％以下の水素ガスを安定的に供給する必要**がありますので，将来は別にしても，現状では4％までの水素ガスを充填したボンベを用いることが最も現実的でしょう．また，ボンベであれば，酸素と同様で，大掛かりな設備や電源などを必要とせずに，持ち運びもできますし，プレホスピタルでも，あるいは診療所でも簡便にすぐに利用できます．

　吸入の方法は，自発呼吸があれば簡便で，マスクあるいは鼻カヌラからの吸入ができます．例えば，酸素投与が不要であれば，21％酸素＋4％水素＋75％窒素のボンベを作っておけば，水素吸入ができます．酸素濃度の高いボンベを作っておけば，呼吸不全の患者にも利用できるでしょう．ただし，これらの場合に，流量の多寡によって吸入気の水素濃度が変動しうることに留意が必要です．

　一方，自発呼吸がない，あるいは，人工呼吸管理が必要な場合には，現在進行中の Hybrid II trial が参考になります[10]．この研究では，人工呼吸管理下で安定的に水素吸入を行うために，患者を鎮静し筋弛緩をかけて従量式の人工呼吸を行います．人工呼吸器からのエア（酸素は患者に用いた

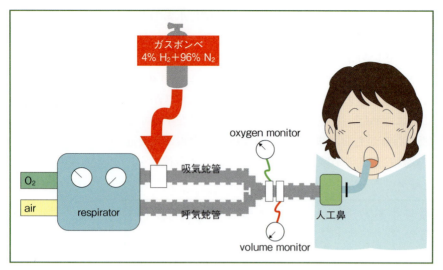

図3 HYBRID Ⅱ Trial における人工呼吸を用いた水素吸入療法

い F_iO_2 の2倍に設定する）と患者側吸気蛇管に接続した4％水素＋96％窒素ボンベからのエアを1：1で混合することによって，2％水素の吸入が可能になります．なお，流量計に白金を用いた熱センサーを利用している人工呼吸器は，白金が水素の触媒となることから利用を避け，超音波式の流量計を利用している人工呼吸器を用いることが肝要です（図3）．

以上のように，現状の技術で制約はあるものの，水素を人体に投与する経路は確保されていますので，ヒトに対する治療効果が明らかになれば臨床応用の道がすぐに開かれるものと期待されます．

 ショックに対して水素が有用だとすれば，どのように治療に用いられるでしょうか？

 仮にヒトに対して，さまざまなショックの病態に水素が有効だったとすれば，という話になります．

出血性ショックの動物実験では，前述しましたが，出血性ショックの最中から血行動態の安定化に寄与することが示されていますので，止血や輸血といった根本治療開始までの時間稼ぎができるかもしれません．これを敷衍すると，ショックあるいはショックに至りうる患者に対して，病院前のさまざまな場面，救急車内，あるいは診療所において，水素吸入を鼻カヌラやマスクで投与を開始して拠点病院に搬送します．あるいは，災害や戦場などでは，水素を吸入させながら後方に患者を移送するといったことができるかもしれません．また，手術中の大量出血や消化管出血のような状態にも，応用できるでしょう．

なお，ショックの原因は限定する必要はないかもしれませんが，出血性ショックや敗血症性ショックでは，輸液が治療の第一歩となることから，

水素含有の輸液も治療候補となるかもしれません.

その後,重症病態では根本治療とともに人工呼吸下での水素吸入を行い,病態の安定化後に水素吸入を終了するという経過が想定できるでしょう.また,重症ショック後はARDSや播種性血管内凝固症候群（disseminated intravascular coagulation syndrome：DIC），あるいは多臓器不全に陥る危険がありますが,これらを阻止することが可能になるかもしれません.また,仮にARDSや多臓器不全などを呈したとすれば,水素吸入をさらに延長して行うことも選択肢になるのかもしれません.

このように,ヒトに対する効果が証明されれば,幅広く応用されるものと想定されます.ただ,どの程度水素吸入を持続的に行うのか,間欠的な投与ではだめなのか,あるいは,何%が至適なのか,など,さまざまな投与条件の検討が必要になるでしょう.とはいえ,ボンベが1本あれば投与は可能ですから,大規模な集中治療設備のないような環境においても,水素吸入療法は簡便に安価に行えるはずであり,重症病態の救命に寄与するものと期待できます.

[文　献]

1 ）Ohsawa I, Ishikawa M, Takahashi K et al：Hydrogen acts as a therapeutic antioxidant by selectively reducing cytotoxic oxygen radicals. Nat Med 13：688-694, 2007

2 ）Ohta S：Molecular hydrogen as a preventive and therapeutic medical gas：initiation, development and potential of hydrogen medicine. Pharmacol Ther 114：1-11, 2014

3 ）Sano M, Suzuki M, Homma K et al：Promising novel therapy with hydrogen gas for emergency and critical care medicine. Acute Med Surg 2017（in press）

4 ）Hara F, Tatebe J, Watanabe I et al：Molecular Hydrogen Alleviates Cellular Senescence in Endothelial Cells. Circ J 80：2037-2046, 2016

5 ）Dohi K, Satoh K, Miyamoto K et al：Molecular hydrogen in the treatment of acute and chronic neurological conditions：mechanisms of protection and routes of administration. J Clin Biochem Nutr 61：1-5, 2017

6 ）Kohama K, Yamashita H, Aoyama-Ishikawa M et al：Hydrogen inhalation protects against acute lung injury induced by hemorrhagic shock and resuscitation. Surgery 158：399-407, 2015

7 ）Katsumata Y, Sano F, Abe T et al：The Effects of Hydrogen Gas Inhalation on Adverse Left Ventricular Remodeling After Percutaneous Coronary Intervention for ST-Elevated Myocardial Infarction - First Pilot Study in Humans. Circ J 81：940-947, 2017

8 ）Yoshida A, Asanuma H, Sasaki H et al：H2 Mediates Cardioprotection Via Involvements of KATP Channels and Permeability Transition Pores of Mitochondria in Dogs. Cardiovasc Drugs Ther 26：217-226, 2012

9 ）Matsuoka T, Suzuki M, Sano M et al：Hydrogen gas inhalation inhibits progression to the "irreversible" stage of shock after severe hemorrhage in rats. J Trauma Acute Care Surg 83：469-475, 2017

10）Tamura T, Hayashida K, Sano M et al：Efficacy of inhaled Hydrogen on neurological outcome following BRain Ischemia During post-cardiac arrest care（HYBRID II trial）：study protocol for a randomized controlled trial. Trials 18：488, 2017

前線医療の処置マニュアル

● 著者：佐々木　勝
（内閣官房参与/東京都保健医療公社 副理事長）

究極の現場で、命をつなぐための究極の医療の知識と技‼

アメリカの戦傷医療システムをベースに、前線における救護活動の考え方と実践的な救命処置を解説した初の前線医療専門書。銃創、爆風損傷、外傷性切断など、日常救急医療の知識だけでは対応が難しい特殊な外傷への救命技術が多く紹介されている。救命・救急医療に携わるすべての人に知ってほしい"究極のノウハウ"が詰まった一冊！

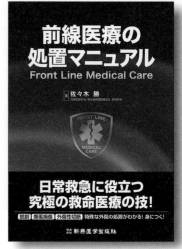

B5判　100頁
定価（本体価格3,500円＋税）
ISBN 978-4-88002-769-2

主要目次

1章　戦傷医学とTCCC
1. **戦傷傷病者治療戦略（TCCC）**　1. 戦場における治療戦略システム / 2. 米国におけるTCCCの普及 / 3. TCCCの目標と治療原則 / 4. TCCCにおける前線医療
2. **戦傷医学の基本**　1. 平時の救急医療と戦傷医療の違い / 2. 戦死・戦傷分析 / 3. 戦傷の疫学 / 4. 戦傷医学・医療の方向性

2章　前線医療：CUF・TFC・TECの実践
1. **砲火下の医療（CUF）**　1. CUFの基本的行動 / 2. CUFにおける主な外傷 / 3. CUFにおける止血 / 4. CUFにおける気道確保 / 5. CUFにおける頸椎保護
2. **戦術的野外医療（TFC）①**　―基本処置：MARCH―　1. M：大量出血 / 2. A：気道 / 3. R：呼吸 / 4. C：循環（輸液）/ 5. H：低血圧、低酸素症、頭部外傷、低体温
3. **戦術的野外医療（TFC）②**　―その他の外傷処置―　1. 眼外傷 / 2. モニタリングと外傷の再評価 / 3. 疼痛管理 / 4. 抗生剤 / 5. 戦場における心肺蘇生術（CPR）/ 6. 敵兵の治療
4. **戦術的後送医療（TEC）**　1. 気道確保 / 2. 呼吸 / 3. 出血 / 4. 静脈路確保 / 5. トラネキサム酸（TXA）/ 6. 頭部外傷 / 7. 輸液蘇生 / 8. 低体温予防 / 9. 穿通性眼外傷 / 10. モニタリングと生体力学 / 11. 疼痛管理 / 12. 抗生剤 / 13. 熱傷 / 14. ショックパンツ（pneumatic antishock garment: PASG）/ 15. 心肺蘇生 / 16. 敵兵の治療 / 17. 記録

株式会社 新興医学出版社　〒113-0033　東京都文京区本郷6-26-8
TEL. 03-3816-2853　FAX. 03-3816-2895
http://www.shinkoh-igaku.jp
e-mail: info@shinkoh-igaku.jp

日本版
敗血症診療ガイドライン 2016
（J-SSCG 2016）
The Japanese Clinical Practice Guidelines
for Management of Sepsis and Septic Shock 2016
ダイジェスト版
一般社団法人 日本集中治療医学会
一般社団法人 日本救急医学会

電子版ダウンロード
無料サービス付き！

● B 5 判 204 頁／定価（本体 2,500 円＋税）
ISBN 978-4-88003-915-2

新刊 発売中！

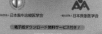

力の300題
麻酔科総合講義
～国試突破から 初期研修サバイバルまで～

新刊 発売中！

髙田真二 著
帝京大学医学部麻酔科学講座
医学教育センター 准教授

☞ 国試問題を手がかりに，研修医になってからも使える活きた知識，将来どの領域を専攻した場合でも応用できる臨床医としての土台を身につけられる講義！
——まもなく医師の道を歩き始める全国の医学部6年生だけでなく，麻酔科をローテート中の初期研修医の皆さん，さらに講義や臨床実習で日々学生の指導にあたっておられるベテランの麻酔科医の方々に…

● B 5 判／392 頁
● 定価（本体 4,300 円＋税）
● ISBN 978-4-88003-913-8

TEE
PTEeXAM/JB-POT の試験対策や
TEE を極める実践書として欲しい1冊！　好評 発売中

動画付
解きながらレベルアップ
経食道心エコー問題集

監訳／溝部 俊樹

B 5 判・444 頁　定価（本体 14,000 円＋税）
ISBN：978-4-88003-871-1 C3047

初心者から研修医のための
経食道心エコー II
部長も科長も もう初級者

監修／野村　実｜編集／国沢 卓之

B 5 判・550 頁　定価（本体 12,500 円＋税）
ISBN：978-4-88003-866-7 C3047

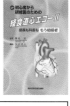

周術期経食道心エコー図
——効率的に学ぶために

監訳／溝部 俊樹

A 5 判・444 頁　定価（本体 12,000 円＋税）
ISBN：978-4-88003-859-9 C3047

初心者から研修医のための
経食道心エコー
部長も科長も みんな初心者

監修／野村　実｜編集／国沢 卓之

B 5 判・308 頁　定価（本体 6,200 円＋税）
ISBN：978-4-88003-811-7 C3047

☞ ご注文は最寄りの書店または小社営業部まで【E-mail：info@sshinko.com】でも受け付けています。

〒106-0047　東京都港区南麻布2丁目8番18号
電話（03）3798-3315　FAX（03）3798-3096

真興交易㈱医書出版部

URL：http://www.sshinko.com
E-mail：info@sshinko.com

総合医学社 刊行物	購読申込書	FAX：03-3219-0410

総合医学社 営業部 行

年 月 日

□『救急・集中治療』	2018年度 年間購読（6冊＋臨増号1冊）特別価格 40,000円・税込
□『救急・集中治療』	バックナンバー （　）巻（　）号（　）部

□ 書籍　　（書名）『　　　　　　　　　　　　　　　　　　』（　）部
　　　　　　　　　　『　　　　　　　　　　　　　　　　　　』（　）部
　　　　　　　　　　『　　　　　　　　　　　　　　　　　　』（　）部
　　　　　　　　　　『　　　　　　　　　　　　　　　　　　』（　）部
　　　　　　　　　　『　　　　　　　　　　　　　　　　　　』（　）部
　　　　　　　　　　『　　　　　　　　　　　　　　　　　　』（　）部

お名前（フリガナ）

送付先ご住所　　　ご自宅　　　ご勤務先　　（どちらかに○をお付けください）
〒　　　－

ご勤務先 / 学校名　　　　　　　　　　　　　　　部署

TEL：　　　－　　　　－　　　　　　　　FAX：　　　－　　　　－

E-mail：

上記のデータは，商品の発送および出版目録送付以外の目的には使用致しません.

アンケート　　（＊よろしければ，アンケートのご協力，お願いいたします.）

◆どのようにして本誌をお知りになりましたか？
　　□ 書店で　　　　□ ダイレクトメールで　　　□ 人に薦められて
　　□ 広告で（紙・誌名：　　　　　　　　　　　　　　　　）
　　□ 書評で（紙・誌名：　　　　　　　　　　　　　　　　）
　　□ その他（　　　　　　　　　　　　　　　　　　　　　）

◆今後どのような「特集」をお読みになりたいと思いますか？

◆本誌についてのご意見，ご感想をお聞かせください.

本誌バックナンバーのご案内

＊バックナンバーのご注文は，最寄りの医学書取り扱い書店，または小社までお願い致します。
† : 品切れ

25巻
1・2号 ER・ICUで必要な注射用抗菌薬 —エキスパートの考え方と使い方— （編：舘田一博）定価(本体5,600円＋税)
3・4号 ER・ICUで必要な循環器薬の知識と使い方 —日米のエビデンスの狭間で— ↑➡関連書籍 （編：香坂　俊）定価(本体5,600円＋税)
5・6号 あなたなら，どう動く？ 不整脈診療Q&A —しのぐ・備える・攻める— （編：村川裕二）定価(本体5,600円＋税)
7・8号 5大原則で苦手克服！ 急性中毒攻略法 —症例から学ぶ診療の基本と精神科的評価&対応— （編：上條吉人）定価(本体5,600円＋税)
9・10号 今知りたい！ 集中治療の最新論点 —Pro & Conディベート— （編：岡元和文）定価(本体5,600円＋税)
11・12号 けいれん・けいれん重積発作 —救急外来から てんかん診療へ— （編：加藤正哉）定価(本体5,600円＋税)

26巻
1・2号 かゆいところに手が届く循環器救急 —EBMだけでは解決できない疑問に答える— （編：田邉健吾，中澤　学）定価(本体5,600円＋税)
3・4号 徹底ガイド急性血液浄化法 2014-'15 （編：篠崎正博，秋澤忠男）定価(本体6,000円＋税)
5・6号 徹底ガイドDICのすべて 2014-'15 （編：丸藤　哲）定価(本体6,500円＋税)
7・8号 Damage Control Resuscitation —重症外傷の凝固線溶異常に対する蘇生のすべて— （編：久志本成樹）定価(本体5,600円＋税)
9・10号 人工呼吸管理 —その常識は正しいか？— （編：大塚将秀）定価(本体5,600円＋税)
11・12号 症例とQ&Aで学ぶ最新のECMO （編：市場晋吾）定価(本体5,600円＋税)

27巻
1・2号 救急・集中治療医のための心エコー —FOCUSに基づいた評価法をマスターする— （編：山本　剛）定価(本体4,600円＋税)
3・4号 小児ICU —その常識は正しいか？— （編：中川　聡）定価(本体4,600円＋税)
5・6号 重症病態を診る！ モニタリングの魅力 —ER, ICU, OPE室での症例から学ぶ— （編：川前金幸）定価(本体4,600円＋税)
7・8号 重症病態の栄養治療 —最新の知識とその実践— （編：小谷穣治）定価(本体4,600円＋税)
9・10号 病態ごとの輸液管理 —その常識は正しいか？— （編：岡元和文）定価(本体4,600円＋税)
11・12号 sepsis・SIRS —その常識は正しいか？— （編：久志本成樹）定価(本体4,600円＋税)
臨増号 ER・ICUでの薬の使い方・考え方2016-'17 —エキスパートの実践と秘訣に学ぶ— （編：岡元和文）定価(本体6,800円＋税)

28巻
1・2号 心不全 —その常識は正しいか？— （編：猪又孝元）定価(本体4,600円＋税)
3・4号 急性腎障害，慢性腎臓病 —その常識は正しいか？— （編：秋澤忠男）定価(本体4,600円＋税)
5・6号 肝不全 —その常識は正しいか？— （編：吉治仁志）定価(本体4,600円＋税)
7・8号 感染症診療 —その常識は正しいか？— （編：志馬伸朗）定価(本体4,600円＋税)
9・10号 小児の呼吸管理 —その常識は正しいか？— （編：植田育也）定価(本体4,600円＋税)
11・12号 神経集中治療 —いま最も知りたい20の論点— （編：黒田泰弘）定価(本体4,600円＋税)
臨増号 これだけは知っておきたい循環管理 —研修医からの質問323— （編：山科　章）定価(本体6,000円＋税)

29巻
1・2号 ARDS —その常識は正しいか？— （編：大塚将秀）定価(本体4,600円＋税)
3・4号 不整脈 —その常識は正しいか？— （編：里見和浩）定価(本体4,600円＋税)
5・6号 ショック管理 —ショックと臓器障害連関のメカニズム— （編：垣花泰之）定価(本体4,600円＋税)
臨増号 ER・ICUにおける手技の基本と実際 —ベテランに学ぶトラブル回避法— （編：西村匡司）定価(本体6,400円＋税)
7・8号 抗菌薬 —その常識は正しいか？— （編：志馬伸朗）定価(本体5,600円＋税)
9・10号 エキスパートに学ぶ呼吸管理のすべて （編：大塚将秀）定価(本体4,600円＋税)
11・12号 エキスパートに学ぶ輸液管理のすべて （編：鈴木武志）定価(本体4,600円＋税)

30巻
1号 エキスパートに学ぶ栄養管理のすべて （編：小谷穣治）定価(本体5,600円＋税)
2号 ER, ICUのための 循環器疾患の見方，考え方 —エキスパートの診断テクニック— （編：佐藤直樹）定価(本体5,600円＋税)

関連書籍

FAQでわかりやすい！心臓麻酔 臨床実践ガイド〔第2版〕 （2018年4月刊） （編：澄川耕二，原　哲哉）定価(本体6,800円＋税)
最新主要文献とガイドラインでみる麻酔科学レビュー2018 （2018年3月刊） （監：山蔭道明，廣田和美）定価(本体12,000円＋税)
集中治療医学レビュー 2018-'19 （2018年2月刊） （監：岡元和文）定価(本体9,000円＋税)
救急・集中治療 最新ガイドライン 2018-'19 （2018年2月刊） （編：岡元和文）定価(本体8,600円＋税)
救急・集中治療のための輸液管理Q&A —研修医からの質問385—〔第3版〕 （2017年3月刊） （編：岡元和文）定価(本体4,600円＋税)
徹底ガイド小児の呼吸管理Q&A〔第3版〕 （2016年10月刊） （編：植田育也）定価(本体5,600円＋税)
ER・ICUで必要な循環器薬の知識と使い方 —日米のエビデンスの狭間で—〔新装版〕 （2015年1月刊） （編：香坂　俊）定価(本体5,600円＋税)
人工呼吸器と集中ケアQ&A —ベッドサイドからの質問286—〔第2版〕 （2014年3月刊） （編：岡元和文）定価(本体5,600円＋税)
呼吸管理Q&A —研修医からの質問316—〔第3版〕 （2014年3月刊） （編：相馬一亥，岡元和文）定価(本体5,600円＋税)
PCAS 心停止後症候群に対する神経集中治療 —適応，方法，効果— （2014年2月刊） （編：黒田泰弘）定価(本体6,800円＋税)
ワンランク上の検査値の読み方・考え方 —ルーチン検査から病態変化を見抜く—〔第2版〕ハンディ版 （2014年10月刊） （編：本田孝行）定価(本体2,800円＋税)

お問い合わせ先：**総合医学社** 〒101-0061　東京都千代田区神田三崎町1-1-4 MK88ビル
電話 03(3219)2920　FAX 03(3219)0410

● Honorary Editors	● Editors	● Editorial Board （五十音順）			
天羽敬祐	岡元和文	相川直樹	丸藤　哲	炭山嘉伸	橋本洋一郎
早川弘一	行岡哲男	今中秀光	木村昭夫	代田浩之	林　成之
島崎修次	横田裕行	植田育也	久木田一朗	妙中信之	平出　敦
相馬一亥	久志本成樹	上山昌史	国元文生	竹田　省	本田孝行
山科　章	大塚将秀	氏家良人	公文啓二	田中啓治	丸川征四郎
	志馬伸朗	内野博之	神津　玲	鶴田良介	三田村秀雄
	松田直之	遠藤重厚	坂本哲也	寺岡　慧	箕輪良行
	山本　剛	小川久雄	佐藤直樹	長尾　建	山田芳嗣
		上條吉人	篠﨑正博	布宮　伸	山本保博
		川名正敏	鈴川正之	野々木宏	四津良平
		川前金幸			

■次号予告（Vol. 30 No.4）

特集 『 エキスパートに学ぶ **神経集中治療** 』　　　　編集：黒田泰弘（香川大学医学部 救急災害医学）

・Introduction（総論）
・Guidelines Now

ベーシック編
【ケーススタディ】典型症例と診療のポイント
・その 1：心原性心停止　PCAS TTM：典型症例と診察のポイント
・その 2：重症くも膜下出血　典型症例と診察のポイント

【Q&A】知識の確認と最新情報―研修医からの質問―
・FOUR スコアによる意識レベル評価のコツ
・集中治療で役に立つ，脳神経反射，神経所見の取り方とそのコツ
・脳波：基礎編，脳波の基本，救急外来や ICU での脳波モニタリング方法とその利用法について
・てんかん seizure，痙攣 convulsion，てんかん発作 epilepsy，てんかん重積 status epilepticus の違い
・体温管理療法で使用する鎮静薬鎮痛薬筋弛緩薬は普通の ICU での重症患者の鎮静鎮痛とどこが違うのですか？
・体温管理療法におけるシバリングの評価と防止方法について
・脳内酸素飽和度モニタリング

・頭蓋内圧の意味，正常値，そのモニタリング，モニタリングの注意点
・重症頭部外傷における頭蓋内圧亢進状態で，どのように頭蓋穿頭対策，治療を行っていったらよいか
・脳神経ドップラー法による脳血流速度測定方法，とくにくも膜下出血における脳血管攣縮の評価方法

アドバンス編【Q&A】知識の確認と最新情報―研修医からの質問―
・脳　波
・非痙攣性てんかん重積状態
・心停止後症候群で体温管理療法の適応条件
・心拍再開後昏睡状態の患者を管理する際，体温管理療法の前提となる全身管理法（体温管理療法以外の管理）
・くも膜下出血の神経集中治療とくに電解質異常とその対策
・くも膜下出血における遅発性脳虚血の予防および治療

トピックス編―その常識は正しいか？―
・敗血症性関連脳障害って何？
・神経集中治療と PICS と関わりについて

救急・集中治療 Vol. 30 No. 3
2018 年 5 月 20 日 ⓒ

特集 エキスパートに学ぶ
ショック管理のすべて

特集編集：垣花泰之

1 部定価（本体 5,600 円＋税）

発 行 者　渡辺嘉之
発 行 所　株式会社 総合医学社
〒101-0061　東京都千代田区神田三崎町1-1-4
TEL 03-3219-2920
FAX 03-3219-0410
E-mail：sogo@sogo-igaku.co.jp
URL：http://www.sogo-igaku.co.jp/
振替 00130-0-409319

印 刷 所　シナノ印刷株式会社

● 広告取扱　㈱医薬広告社　〒113-0033　東京都文京区本郷 2-26-3 電子ビル　Tel. 03(3814)1971
　　　　　　福田商店広告部　〒541-0046　大阪市中央区平野町 3-2-13 平野中央ビル 4 階　Tel. 06(6231)2773

・本誌に掲載する著作物の複製権・上映権・譲渡権・公衆送信権（送信可能化権を含む）は株式会社総合医学社が保有します．
・ JCOPY ＜（社）出版者著作権管理機構 委託出版物＞
　本誌の無断複写は著作権法上での例外を除き禁じられています．複写される場合は，そのつど事前に，（社）出版者著作権管理機構（電話 03-3513-6969，FAX 03-3513-6979，e-mail：info@jcopy.or.jp）の許諾を得てください．